GOLDMANN
Lesen erleben

Buch

Lebensmittelskandale und Diätenwahn beherrschen den Alltag. Kaum ein Tag vergeht, an dem nicht irgendeine Empfehlung für oder gegen ein Nahrungsmittel ausgesprochen wird, oft beides zur gleichen Zeit. Sich davon nicht die Lust am Essen nehmen zu lassen ist schwer. Der renommierte Ernährungswissenschaftler Prof. Dr. Michael Hamm plädiert für eine gesunde Ernährung ohne Reue, denn wer mit Verstand genießt, dem geht es besser. Und gesundes Genießen ohne schlechtes Gewissen hält schlank und streichelt die Seele.

Autor

Prof. Dr. Michael Hamm ist Ernährungswissenschaftler und Dozent an der Hochschule für angewandte Wissenschaften Hamburg, Autor zahlreicher Ernährungsratgeber und Berater verschiedener Zeitschriften, u. a. für die Zeitschrift »Fit for fun«. Seine bisherigen Diätratgeber waren Bestseller (u. a. FIT FOR FUN-Diät) und fanden auch in Fachkreisen höchste Anerkennung. Die Arbeitsgebiete des Hamburger Hochschullehrers sind Ernährungsphysiologie, Sportlerernährung und Diätetik.

Prof. Dr. Michael Hamm

Kann denn Essen Sünde sein?

Wer richtig genießt, bleibt gesund und schlank

GOLDMANN

MIX
Papier aus verantwortungsvollen Quellen
FSC® C014496

Verlagsgruppe Random House FSC-DEU-0100
Das für dieses Buch verwendete FSC®-zertifizierte Papier *Classic 95*
liefert Stora Enso, Finnland.

1. Ausgabe
Vollständig überarbeitete und aktualisierte Taschenbuchausgabe Juli 2011

Umschlaggestaltung: Uno Werbeagentur, München
Umschlagfoto: FinePic
Satz: Buch-Werkstatt GmbH, Bad Aibling
Druck und Bindung: GGP Media GmbH, Pößneck
CH · Herstellung: IH
Printed in Germany
ISBN 978-3-442-17247-4

www.goldmann-verlag.de

Inhalt

Vorwort
zur aktualisierten Taschenbuchausgabe des vor 10 Jahren erstmalig erschienenen Genussratgebers

Genuss ist Lebensqualität

Wer gesund bleiben will, sollte lernen zu genießen, denn Genießer leben gesünder. Was auf den ersten Blick widersprüchlich erscheint, sind in Wirklichkeit ideale Partner: Genuss und Gesundheit. Aber geht das überhaupt – gesunder Genuss mit gutem Gewissen? Gerade beim Essen plagt den Genuss-Skeptiker die Sorge: »Was gesund ist, kann nicht schmecken«, beziehungsweise: »Was gut schmeckt, ist ungesund.« Der Genusswert ist vielleicht sogar Voraussetzung für den Gesundheitswert, denn Nahrung, die unappetitlich aussieht oder nicht gut schmeckt – auch wenn sie gesund ist –, wird die Gesundheit nicht fördern können.

Zu keiner Zeit gab es ein reichhaltigeres und vielseitigeres Nahrungsangebot sowie mehr Aufklärung und Information über richtige Ernährung. An sich sind das grundlegende Voraussetzungen für die neue Einheit von Genuss und Gesundheit. Denn gesund genießen zu können, setzt Ernährungskompetenz, kulinarische Intelligenz, einen erweiterten

Handlungsspielraum und schließlich Freiheit für die individuelle Lebensmittelauswahl voraus. Tatsächlich verderben aber alte und neue, echte und vermeintliche Gesundheitsrisiken dem unglücklichen Esser nach wie vor den Appetit. Kann man sich das Essen heute wirklich noch schmecken lassen?

Sich beim Essen ständig Gedanken zu machen beschert uns jedoch nicht automatisch Gesundheit. Das Gegenteil kann eintreten. So verbirgt sich hinter »krankhaftem Gesundessen« ein neues zu den Essstörungen zählendes Krankheitsbild, die »Orthorexia nervosa«. Sie ist verbunden mit einer übertriebenen Fixierung auf gesunde Lebensmittel und dem ungesunden Bemühen, bei der Nahrungsaufnahme stets alles richtig zu machen. Dieses Bestreben führt beim Scheitern der selbst auferlegten Esskontrolle einmal mehr dazu, beim Genießen ein schlechtes Gewissen und Schuldgefühle zu entwickeln. Genuss wird dann zur Pflichtverletzung, Gesundheitsgefährdung, zur Sünde, und möglicherweise sogar als Sucht empfunden.

Das macht deutlich: Nicht jeder Mensch kann unbeschwert genießen. Der Betroffene läuft sogar Gefahr, genussunfähig zu werden. Die Genussfähigkeit wird eingeschränkt durch eine Vielzahl von Zwängen wie rigidem Schlankheitswahn, Jugendkult und allgemein unrealistischen Anforderungen an das äußere Erscheinungsbild – nicht zuletzt auch im Hinblick auf die berufliche Karriere. Wie sollen wir da noch eine gesunde Balance finden?

Hinzu kommt die Widersprüchlichkeit der Ernährungsinformationen in den Medien und von selbst ernannten Ernährungsexperten. Wenig hilfreich ist auch die vorschnelle und in der Interpretation oft überzogene oder unzulässig verallgemeinernde Veröffentlichung von Forschungsergebnissen in den Massenmedien. Die Flut der Informationen führt letztendlich zur Desinformation. Der Laie ist verwirrt und bleibt ratlos. Das Gefühl von Belehrung und Zurechtweisung schürt das schlechte Gewissen zusätzlich. Zweifelhafter Erfolg von Ernährungsaufklärung und -beratung der letzten Jahrzehnte ist zum Beispiel, dass der Verbraucher heute zwar die wissenschaftlich nicht haltbare Einteilung in »gesunde« und »ungesunde« Lebensmittel kennt, aber dennoch solche »ungesunden« Lebensmittel – zumeist mit Schuldgefühlen – isst. Welcher psychische Konflikt muss bereits bei Kindern vorliegen, wenn sie bei einer Aufzählung von Lebensmitteln, die sie gerne essen, diese gleichzeitig aber als »ungesund« einstufen? Ernährungserziehung und Ernährungseinstellungen müssen sich grundlegend ändern. Das betrifft auch die Ernährungskommunikation, die mehr auf Begleitung und Toleranz anstelle von Verunsicherung und Einengung ausgerichtet sein sollte. Natürlich müssen wir unsere Ansprüche an Essen und Trinken sowie unser Einkaufsverhalten ebenfalls überdenken. Vor allem aber müssen wir unsere Genussfähigkeit wiedererlangen, erhalten oder sogar verbessern.

Mich selbst hat übrigens das Interesse am Einkaufen, Kochen und gutem Essen am meisten zum Studium der Ernährungswissenschaft motiviert. Und auch die durchaus ernst gemeinte Kritik eines Genusszweiflers unter den Journalisten, dass ich wohl zu den Ernährungswissenschaftlern zähle, die in jeder Sünde noch einen Mineralstoff finden, hat mich eher beflügelt als frustriert.

Ich wünsche mir und Ihnen in diesem Sinne, dass unsere Lebensmittel auch unsere Genussmittel sind, und das möglichst ohne Gewissensbisse.

Prof. Dr. troph. Michael Hamm
Hamburg, im Frühjahr 2011

1. Essen oder ernähren – der dauernde Kampf zwischen Bauch und Kopf

Es liegt nahe, den Begriff »Essen« von dem lateinischen Wort »esse«, das heißt »sein« abzuleiten. Essen bedeutet dann, so die Bremer Psychologin Gisla Gniech, »sich einverleiben, zu dem werden, was man ist. Essen beinhaltet Sinnlichkeit, Genuss, Ästhetik und Kultur. Ernähren heißt dagegen, die Lebensfunktionen durch Zufuhr von Nahrung aufrechtzuerhalten. Nahrung ist das, was gegessen wird. Die Kulturentwicklung hat die Ernährung maßgeblich zum Essen hin beeinflusst.«

Obwohl im allgemeinen Sprachgebrauch »essen« und »sich ernähren« als Synonyme verwendet werden, lösen die beiden Begriffe tatsächlich jedoch völlig verschiedene Assoziationen aus. Man könnte sagen, beim Thema »Essen oder Ernährung« kämpft der Bauch mit dem Kopf. Essen ist eindeutig an Genuss gebunden. Befragt man Menschen, worauf sie beim Essen besonderen Wert legen, so wurde in einer groß angelegten Studie zu den Gemeinsamkeiten und Unterschieden am neuen deutschen Tisch von fast 50 Prozent gewünscht, dass es gut schmeckt. Die gemütliche, angenehme Atmosphäre und der schön gedeckte Tisch sowie das gute Aussehen gehören ebenfalls zu den recht häufig genannten Wunschvorstellungen, die man mit dem Stichwort »Essen« verbindet. Wird der Begriff allerdings durch das Wort »Ernährung« ersetzt, so hat diese kleine Veränderung eine große Wirkung. Der gute Geschmack wird bei der Frage: »Worauf legen Sie in Ihrer Ernährung besonderen Wert?« nur noch halb so oft genannt. Dagegen kommen jetzt mehr »kopfgesteuerte« Antworten wie »fettarm«, »vitaminreich«, »abwechslungsreich« und »dass ich nicht zu dick werde«.

Ein Teil der bekannten Ernährungsbotschaften ist also vom Adressaten tatsächlich als Denkinhalt verarbeitet, das heißt gelernt worden. Doch obwohl fast alle Menschen um die große Bedeutung der Ernährung für die Gesundheit wissen und Kenntnisse über richtige Ernährung in breiten Bevölkerungskreisen durchaus vorhanden sind, sieht die tägliche Esspraxis meistens anders aus.

Sollten wir deshalb nicht lieber lernen, lustorientiert zu essen, anstatt uns angstvoll zu ernähren? Zugegeben, dieser Forderung nach mehr Gelassenheit und Genuss beim Essen stehen heute längst nicht mehr nur die alten Ängste wie die leidigen Kalorien-Fett-Zucker-Cholesterin-Kochsalz-Sorgen gegenüber. Mehr als jeder Gedanke über die Folgen des eigenen Ernährungsverhaltens verderben uns Lebensmittelskandale und Umweltkatastrophen sowie die allgemeine Angst vor Schadstoffen, Rückständen, Zusatzstoffen und »Chemie« im Essen (vgl. Risikobewertung der Bevölkerung und in der Wissenschaft, Seite 63) den Appetit. Traurig aber wahr, solche ernsthaft empfundenen Gesundheitsbedrohungen verändern das Einkaufs- und Essverhalten – zumindest kurzfristig – mehr als jede Ernährungsberatung. Mit abnehmender Berichterstattung und Aufmerksamkeit in den Medien schwindet allerdings auch die Nachhaltigkeit.

Essen und Trinken – eine tägliche Balance zwischen Gesundheit und Geschmack.

Rationale Ernährungsberatung contra individuelles Essbedürfnis

Berater und Beratene sprechen immer noch eine unterschiedliche Sprache. Die Notwendigkeit einer vernünftigen Ernährung wird physiologisch-rational begründet. Die Mehrheit von Kindern und Erwachsenen wählt aber bestimmte Speisen und Getränke nicht aus, um sich zu ernähren, sondern isst und trinkt, um ein Genussbedürfnis zu befriedigen. Essen und Emotionen sind in allen Altersstufen eng miteinander verbunden. Jeder Mensch hat eine vielgestaltige Motivationsstruktur, in der sensorische, emotionale, situative, ökonomische und gesundheitliche Bedürfnisse mit unterschiedlichem Gewicht verankert sind. Denken Sie einmal nach, welche Motive Sie veranlassen etwas zu essen bzw. in welcher Situation Sie etwas zu essen einkaufen. Haben Sie Hunger? Sind es ökonomische Gründe wie das günstige Angebot im Supermarkt? Setzen Sie auf emotionale Wirkung wie die Schokolade im Stress, oder sind es Gesundheitsüberlegungen wie das Müsli zum Frühstück? Spielen Krankheitserfordernisse, zum Beispiel eine Allergie oder Verträglichkeitsprobleme, eine Rolle? Leisten Sie sich Champagner und Hummer aus Statusgründen, oder bestimmt die Angebotslage, zum Beispiel in der Kantine, Ihre Essensauswahl? Welchen Einfluss haben Kultur und Gewohnheiten – morgens Brötchen und Kaffee, mittags eine Suppe vor der Mahlzeit? Beeinflussen Sie magische und pseudowissenschaftliche Zuweisungen wie zum Beispiel hart gekochte Eier zum Abnehmen oder ein riesiges Steak zum Muskelaufbau?

Natürlich spielen die unterschiedlichen Motive auch bei den verschiedenen Esstypen eine Rolle. Für den Gourmet werden Geschmack und Atmosphäre des Essens wesentlich sein, während der preisbewusste Convenience-Esser sich vom Sonderangebot eines Fertiggerichts im Supermarkt am meisten angezogen fühlt. Für Fitnessbewusste und Abnehmwillige werden wiederum Kalorien- und Fettgehalt von Lebensmitteln und Speisen ausschlaggebend sein. Der Vollwert-Anhänger wird die Frische, Naturbelassenheit und Herkunft der Nahrung bei seiner Nahrungsentscheidung ganz oben ansiedeln. Wichtig ist es, die Vielschichtigkeit der Entscheidungsfindung zu erkennen. Das Gesundheitsmotiv ist allenfalls nur ein Motiv unter anderen, die die Nahrungsauswahl bestimmen.

Aktuelle Untersuchungen bestätigen: Schlüsselmotive für die Lebensmittelwahl sind: Genuss und Geschmack, Convenience und Fast Food (»Es muss schnell und einfach gehen«) sowie die Kosten beziehungsweise der Preis für Lebensmittel. Das Gesundheitsmotiv findet sich unter »ferner liefen«.

Das Leben ist Gott sei Dank nicht immer nur von der Vernunft bestimmt. So ist es angesichts der letztendlich auch zwanghaften Seiten des geltenden Gesundheits- und Schlankheitsideals nur allzu verständlich, wenn mancher sich jene Unbekümmertheit an den Tisch zurückwünscht, die man allenfalls noch auf Bauernhochzeiten und ländlichen Kirchweihfesten findet, wo Speis und Trank ohne Angst, Reue und schlechtes Gewissen genossen werden, so der Esskulturforscher Ernst Helmreich im äußerst lesenswerten Buch »Die anständige Lust – Von Esskultur und Tafelsitten«: »Die Lebensfreude beginnt gegenüber der Vernunft erneut ihre Ansprüche geltend zu machen. Ein altes Dilemma: Für wen soll man sich entscheiden – Epikur oder Seneca?«

Die nach dem griechischen Philosophen Epikur (341 bis 271 v. Chr.) benannten Epikureer galten bereits in römischer Zeit als Genussmenschen, und Epikur wurde sogar »Philosoph der Lust« genannt. Seneca, römischer Schriftsteller und Philosoph (4 bis 65 n. Chr.), legte dagegen vor allem Gewicht auf das richtige Handeln des Menschen und zeigte die verhängnisvolle Wirkung menschlicher Leidenschaften auf. In seinem Werk »Von der Kürze des Lebens« kommt er jedoch auch zu dem richtigen Schluss: »Wie viel zu spät ist es doch, dann erst zu leben anzufangen, wenn man aufhören soll.«

Genießen Sie also immer in der Gegenwart. »Wer gesund lebt, ist selber schuld« und »Lebst du noch oder stirbst du schon?« sind zwei Buchtitel, die nachdenklich machen sollen. Dennoch ist eine gewisse »Genussdisziplin« erforderlich. Dazu lässt sich wiederum Epikur zitieren, der klugerweise auf den vernünftigen Genuss hinwies, indem er sagte, »dass es nicht möglich ist, lustvoll zu leben, ohne dass man auch vernunftgemäß lebt«. Der Opulenz steht der maßvolle Genuss gegenüber.

In einem sehr lesenswerten Beitrag zum Genuss zwischen Mode und Tradition geht Christoph Wagner (siehe Literaturverzeichnis) auf fünf Thesen zum Thema Hedonismus ein. Genuss muss demokratisch sein, und es gibt beim Essen (vergleichbar mit der Musik) längst eine Hochkultur und eine Populärkultur des Genusses. (Fast) jeder will heute ein Genießer sein.

Genuss erfährt aber auch seine Beschränkung und darf nicht inflationär werden. Trotz der Tatsache, dass ein wahrer Genießer auch ein grundvernünftiger Mensch sein kann, muss Genuss auch Sünde sein dürfen. Wie gelingt da eine gerechte Balance, die auch noch dem Anspruch an Verantwortung im Hinblick auf die Ressourcen und die Umwelt gerecht wird?

Ein neues Gesundheitsbewusstsein: Weg vom Krankheitsrisiko zum Wohlfühl-Ziel.

Abwechslung ist süß

Die anständige Lust weiß sehr wohl zu differenzieren zwischen Exzess, Völlerei und Übertreibung einerseits und dem dosierten und abwechslungsreichen Genießen andererseits. So hat am Ende eine goldene Essregel Bestand, die sowohl dem Genussmenschen als auch dem Gesundheitsorientierten gleichermaßen zugutekommt: »Von allem etwas, von keinem zu viel!« Wer so isst, kommt am besten in den Genuss der gesamten Vielfalt der Lebensmittel und Nährstoffe und minimiert gleichzeitig die Gefahr, sich mit weniger zuträglichen Stoffen zu belasten, die mit einseitiger Nahrungswahl gehäuft zugeführt werden können. Jede Monotonie im Speiseplan ist im doppelten Sinn Mangelernährung: sowohl an lebensnotwendigen Nährstoffen als auch an Genusserlebnissen.

Im Grunde genommen könnte der ewige Kampf zwischen Bauch und Kopf oder Genuss und Vernunft, Lust und Moral zum Wohl des Essenden längst beendet sein. Das eine kommt ohne das andere nicht aus. Schließlich müssen wir uns auch gesund erhalten, um überhaupt genuss- und erlebnisfähig zu bleiben. Gesundheit ist bekanntlich nicht alles, aber ohne Gesundheit ist eben alles nichts. Wer sich dagegen nur um der Gesundheit willen Essgenuss versagt, dem steht der unbewältigte Verzicht oft allzu deutlich ins Gesicht geschrieben. Wer kennt nicht einen griesgrämigen Gesundheitsapostel oder gar jemanden, der sich morgens den Frischkornbrei lustlos reinquält.

Die Mehrheit der Deutschen wünscht und sieht eine Übereinstimmung zwischen gesunder und schmackhafter Ernährung.

Wenn der Bauch beim Essen denkt: Weiß der Bauch vielleicht doch mehr als der Kopf?

Ausgerechnet der Bauch zieht als »zweites Gehirn« immer mehr Wissenschaftler in seinen Bann. Liegt etwa in Redewendungen wie »aus dem Bauch heraus entscheiden« und dem »Bauchgefühl«, das heißt spontan, unbewusst Entscheidungen zu fällen, mehr als nur ein Fünkchen Wahrheit? Jedenfalls fließen vom Bauchraum wesentlich mehr Informationen zum Gehirn als umgekehrt und spielen eine entscheidende Rolle für unser Wohlbefinden. Werden Menschen gefragt, wo Freude und Kummer, Gefühl und Intuition angesiedelt sind, zeigen sie jedenfalls auf ihre Körpermitte. Gesunde Ernährung muss deshalb immer auch Wohlfühl-Essen sein. Was Genuss und die Fähigkeit zum Genießen tatsächlich alles für unsere Gesundheit bringen, erfahren Sie später noch ausführlich (vgl. Kapitel 5, Seite 145 ff.).

Gesunde Ernährung – ein alltäglicher Baustein von Lebensqualität und Lebensfreude.

In der Genusshierarchie steht Essen sehr weit oben

Laut bereits zitierter Studie ist die ganze Nation längst auf Genusskurs, wenn auch bis heute mit gewissen Hindernissen und auf Umwegen. Überraschenderweise war die befragte Bevölkerung überwiegend der Meinung, dass gesundes und gleichzeitig leckeres Essen möglich sei. Damit wären wir dem Wunsch, genussvoll zu essen und uns gleichzeitig bewusst zu ernähren, bereits erfreulich nahe. Ob die gewünschte Allianz allerdings Bestand hat, ist eine ganz andere Frage und erfordert wirkliches Umdenken bei Lebensmittelproduzenten, Konsumenten und ihren Beratern. Die Rückbesinnung auf Kochtradition und Lebensmittel der Region sowie angestammte Produkte (Stichwort »Slow Food«) sind Beispiele dafür. Diese Überlegung haben zunächst Gastronomen und Köche aufgegriffen.

An der angeblichen Unvereinbarkeit von Genuss und Gesundheit beim Essen ist die traditionelle Ernährungsberatung selbst nicht ganz unschuldig. Wie oft überwiegen in der Praxis der Ernährungsberatung insbesondere im Zusammenhang mit Schlankheitsdiäten und Diäten bei Stoffwechselerkrankungen noch die Verbote, anstatt dem Betroffenen Positivlisten an die Hand zu geben mit der frohen Botschaft: »Das dürfen Sie gerne und mit Genuss essen!« Mit Sicherheit lassen sich mehr Lebensmittel auf der Empfehlungsseite finden. Verbote und den erhobenen Zeigefinger müsste man dagegen verbieten. Angesichts der Fülle frustrierender Diäten sind ein Kochkurs und Genusstraining sowieso ratsamer.

Bedenklich ist, dass ohnehin nicht alle Ernährungsverbote und Diätvorschriften einer kritischen Prüfung standhalten. Zumindest darf man nicht allen alles verbieten oder vorschreiben, was nur für einige unter bestimmten Bedingungen zutreffend ist. Bei der personalisierten Ernährung ist es das Ziel, Ernährungsempfehlungen je nach individueller genetischer Veranlagung und Risikokonstellation zu geben. Die wissenschaftliche Erforschung läuft über die Namen »Nutrigenetik« und »Nutrigenomics«. Statt pauschaler Ernährungsvorschriften sind individuelle Ernährungsempfehlungen allemal sinnvoller. Jeder Mensch ist anders und isst dementsprechend auch anders. Bauchentscheidungen beim Essen machen glücklicher, wenn sie tatsächlich von Ihrem persönlichen Wohlbefinden geleitet werden. Und vielleicht sollten wir uns auch an die Lebensphilosophie von Winston Churchill halten, der sagte: »Man soll dem Leib Gutes bieten, damit die Seele Lust hat, darin zu wohnen«.

Lust am Essen und durch Essen ist viel wichtiger als das akribische Kalkulieren von Kalorien und Nährstoffen.

Von Esskultur und wahren Feinschmeckern

Der Begriff Kultur steht für die Gesamtheit der Lebensformen, Leitvorstellungen und Lebensbedingungen, die durch menschliche Aktivitäten geformt werden. Von Kultur spricht man allgemein bezogen auf einen regional begrenzten Raum und einen abgrenzbaren Zeitraum. So herrschte im Mittelalter eine andere Esskultur als heute, und sie ist in Deutschland völlig anders als in Japan oder Frankreich. Esskultur ist also die Gesamtheit an Ernährungsgewohnheiten und -sitten, die unser heutiges Essverhalten prägen.

Eng verbunden mit dem Begriff der Esskultur ist in Europa der Name Brillat-Savarin, eines Rechtswissenschaftlers, der in der Zeit von 1755 bis 1828 in Frankreich lebte. Neben seiner hauptberuflichen Tätigkeit war er ein echter Feinschmecker und ein überaus phantasiereicher Koch, und sein zentrales Werk »Physiologie des Geschmacks« gilt wohl auch deshalb heute noch als Inbegriff einer gehobenen Esskultur.

Erstaunlich ist daran, dass Jean Anthèlme Brillat-Savarin für die damalige Zeit schon sehr viel über die Sinnesphysiologie wusste, auch wenn sich seine Annahmen durch die Wissenschaften erst viel später bestätigen ließen. Seine Feststellung, dass der Geschmack und die Geschmackswahrnehmung ohne den Geruch gar nicht möglich seien, rief beispielsweise unter seinen Zeitgenossen nur Kopfschütteln hervor. Lakonisch bemerkte er darüber hinaus: »Das Reich des Geschmacks hat wie dasjenige des Gesichts seine Tauben und seine Blinden.« Und an anderer Stelle: »Nicht jeder, der es sein möchte, ist auch ein Feinschmecker.« Diese Aussage begründet er zweifach: einmal gebe es Menschen, die von Natur aus die Feinheit der Organe und die stete Aufmerksamkeit beim Essen nicht besitzen, so dass selbst die schmackhaftesten Speisen unbeachtet geschluckt werden. Die zweite Kategorie seien die Zerstreuten, die »Schwätzer, die Beschäftigten, die Ehrgeizigen und alle anderen, die zur gleichen Zeit zweierlei Dinge tun möchten und nur essen, um sich zu füllen.« Gerade der letzte Aspekt ist typisch für unseren heutigen Zeitgeist. »Nur« zu essen kann sich im Alltagsstress kaum noch jemand leisten. »Eat-to-go« – ein Affront gegen jedes Genusserlebnis.

Essen war nie eine reine Befriedigung des physischen Hungers.

Geschmack ist eine individuelle Empfindung

Wie sehr Geschmack letztlich weniger von physiologischen als vielmehr von soziopsychologischen Wahrnehmungen abhängt, verdeutlicht sehr plastisch ein altes Märchen, das Walter Benjamin unter dem Stichwort »Maulbeer-Omelett« in der Zeitschrift Angelus Novus (1987) erzählt. Das Märchen berichtet von einem König, dem alle Schätze der Erde gehörten, der aber bei alldem doch seines Lebens nicht mehr froh wurde. Er ruft seinen Leibkoch zu sich und gibt ihm den Auftrag, ihm eine letzte Probe seiner Kunst zu liefern. »Du sollst mir ein Maulbeer-Omelett machen, so wie ich es vor fünfzig Jahren in meiner frühesten Jugend genossen habe.« Damals war Krieg, und der König war mit seinem Vater auf der Flucht, nachdem das eigene Heer vom Feind besiegt worden war. Schließlich kamen sie zu einem alten Mütterchen in einer Holzhütte, die sie mit Maulbeer-Omeletts bewirtete. Das Omelett schmeckte dem Jungen so köstlich, dass er sich wunderbar getröstet fühlte und neue Hoffnung schöpfte. Nie wieder hat der König jemanden gefunden, der ihm ein solches Maulbeer-Omelett zubereiten konnte. Zu seinem Leibkoch sagte er: »Dich will ich nun, wenn du diesen letzten Wunsch mir erfüllst, zum Erben meines Reiches machen. Wirst du mich aber nicht zufriedenstellen, so musst du sterben.« Da bittet ihn der Koch resigniert, lieber gleich den Henker zu rufen, »denn wie sollte ich es mit alldem würzen, was du damals in ihm genossen hast: der Gefahr der Schlacht und der Wachsamkeit der Verfolgten, der Wärme des Herdes und der Süße der Rast, der fremden Gegenwart und der dunklen Zukunft?«

Nach Brillat-Savarin verschafft der Geschmack von allen Sinnen den meisten Genuss. Und dafür führt er eine Reihe von Gründen auf, denen auch aus der Sicht der modernen Ernährungswissenschaften nichts mehr hinzuzufügen ist:

»Weil das Essvergnügen das einzige ist, das, mit Mäßigkeit geübt, keine Müdigkeit hinterlässt.

Weil es notwendig wenigstens einmal täglich wiederkehrt und während dieser Zeit auch ohne Nachteil genossen werden kann.

Weil wir beim Essen ein ganz besonderes, unbeschreibliches

Wohlbehagen empfinden, welches dem instinktmäßigen Bewusstsein entspringt, dass wir durch das Essen selbst unseren Verlust ersetzen und unsere Lebensdauer verlängern.«

Leider sind viele seiner Ansätze im Laufe der Jahre verloren gegangen. So blieb zum Beispiel sein eindringlicher Hinweis, dass die Feinschmeckerei, wenn sie denn zur Fresserei, Gefräßigkeit oder gar Völlerei wird, nicht nur ihren Namen, sondern gleichzeitig auch alle ihre Vorteile verliere und damit allenfalls ein Fall für die Moralisten und schlimmstenfalls für den Arzt werde, ungehört. Wortwörtlich sagte er: »Feinschmeckerei ist die Feindin aller Exzesse; wer sich betrinkt oder überisst, läuft Gefahr, gestrichen zu werden.« Fazit: Es ist alles eine Frage der richtigen Menge. Die Forderung nach Mäßigung beim Essen entsteht im Überfluss.

Essen in Zahlen

Essen ist eines der häufigsten Ereignisse des Lebens. Wussten Sie, dass bei drei Mahlzeiten pro Tag ein Mensch mit einer durchschnittlichen Lebenserwartung von 75 Jahren gut 80000 Mahlzeiten zu sich nimmt? Die ungeheure Leistungsfähigkeit des Verdauungstrakts und Stoffwechsels wird deutlich, wenn man weiß, dass der Mensch im Laufe seines Lebens etwa 60 Tonnen Lebensmittel verarbeitet.

Zur Geschichte der Ernährung

Menschen sind auf das tägliche Essen angewiesen. Sie bringen einen Großteil ihres Lebens mit Nahrungssuche und Nahrungsverzehr zu. Je einfacher die Lebensformen sind, umso mehr stehen Nahrungsbeschaffung und Essen im Mittelpunkt.

Der Umgang mit Nahrung hat sich in vielerlei Hinsicht geändert. Grundlegend ist der Übergang von einer Mangelsituation, die in der menschlichen Ernährungsgeschichte am längsten vorherrschte, zu einer Situation des Überflusses. Die Verfügbarkeit und der Konsum von Nahrung veränderte sich dabei historisch sowohl hinsichtlich der Regelmäßigkeit ihrer Verfügbarkeit als auch ihrer Quantität und Qualität. Bis zur Neuzeit war der Hungertod ein potentiell allen drohendes Schicksal. Die Gabe des täglichen Brots unterlag höheren Gewalten, dem Wetter, Seuchen und Kriegen. Die Ernährungslage schwankte je nach Ernteertrag und Jahreszeit zwischen überschwänglichen Festmahlen und langen Zeiten des Darbens. Davon blieb auch die Oberschicht nicht verschont. Erst durch Revolutionierung der Agrarwirtschaft und Fortschritte bei der Lagerung, Haltbarmachung und im Transportwesen gelang es, schrittweise das mögliche Schicksal des Verhungerns von der großen Masse abzuwenden.

Ab etwa 1950 datiert der Ernährungshistoriker Hans Jürgen Teuteberg den Beginn des Überflusses. Erstmals liegt die Energieaufnahme der gesamten Bevölkerung durchschnittlich sogar über dem berechneten Bedarf, der ja aufgrund abnehmender körperlicher Arbeitsbelastung sank. Insgesamt ist die individuelle Ernährung quantitativ bis zum Ende des 20. Jahrhunderts gestiegen. Sie umfasst heute eine nie zuvor vorhandene reichhaltige Vielfalt an Lebensmitteln und hat sich von jahreszeitlichen, regionalen und sozialen Begrenzungen weitgehend – allerdings nicht immer zum Wohl des Essenden – gelöst. Mittlerweile ist der Traum vom Schlaraffenland bekanntlich zum Kalorienalptraum des bewegungsarmen Sitzmenschen geworden.

Die Last des Wohlstandsessers

Wer (zu) wenig zu essen hatte, brauchte sich nicht die Sorgen des modernen Essers von heute zu machen. In Zeiten der Not und des Mangels konnten Menschen nicht wählerisch sein. Vielmehr mussten sie, wenn Speis und Trank schon einmal reichlich angeboten wurden, auch dementsprechend zulangen. Man wusste ja nicht, wann sich die nächste Gelegenheit dazu ergab. Letztlich ist die Fähigkeit zur Energiespeicherung in Form der äußerst effizienten Fettdepots deshalb auch fest im genetischen (Überlebens-)Programm des Menschen verankert. Der gute Futterverwerter ist allerdings nur in Notzeiten besser dran und nicht im Überfluss.

Aufgrund unserer evolutionären Grundausstattung dürfen wir nicht dem steinzeitlichen Motto »Iss möglichst viel energiedichte, fettreiche und süße Nahrung« folgen, sondern müssen diesen uralten Überlebensregeln mit Vernunft gegensteuern. Das bedeutet: mehr volumenreiche Lebensmittel mit hohem Ballaststoff- und Wassergehalt. Wer die reich gefüllten Speisekammern und die kulinarischen Vorzüge unserer Zeit genießen möchte, muss mit dem »vorzeitlichen« Stoffwechselerbe seiner Steinzeitgene für einen entsprechenden Mehrumsatz an Energie durch mehr Bewegung sorgen. Die viel zitierte »Fresswelle« nach dem Zweiten Weltkrieg hat das den Menschen innewohnende Modell des Nachholens und Energiehamsterns noch in jüngerer Vergangenheit eindrucksvoll bestätigt. Die Gegenbewegung der Schlankheits- und Fitnesswelle hat dazu geführt, dass die Gürtel oft allzu eng geschnallt wurden.

Vielleicht kann das zum Teil schon überstrapazierte Wellness-Konzept in seinem ursprünglichen Verständnis wieder für ausgeglichene Verhältnisse sorgen. Sowohl das Essen als auch die Bewegung sollen sich am persönlichen Wohlbefinden orientieren und harmonisch aufeinander abgestimmt sein. Die richtige Dosis von beidem ist zweifellos für den Menschen von heute das Beste. In Zeiten des Mangels war das sparsame Nahrungsangebot allerdings auch ein regulierender Faktor, der die modernen Überflussleiden wie Gicht und Diabetes mellitus (Typ 2) verhindern konnte. Der immense Luxus unseres heutigen Lebensmittelangebots erlaubt uns dagegen alles nach jeweils persönlichem Gusto: zu schlemmen, fitness-, gesundheits- und ökologisch bewusst zu essen, freiwillig zu fasten, Mahlzeiten zu zelebrieren, zeitunabhängig einen Fast-Food-Imbiss auf die Schnelle zu verdrücken und anstelle der täglichen Last der Nahrungsversorgung Essen, Trinken und Kochen sogar als Hobby zu pflegen. Noch nie standen Essen und Trinken als Genussevent so hoch in der Gunst der Befragten. Im Fernsehen haben die Kochshows zwar bereits inflationären Charakter angenommen, aber immerhin dazu beigetragen, dass Essen und Trinken zu den Genussfavoriten in der breiten Bevölkerung geworden sind.

Warum Genießen so gesund, ja sogar lebensnotwendig ist

Der von Ernährungswissenschaftlern hochgeschätzte Nahrungsphysiologe Hans Glatzel hat zu Recht in seinem 1959 veröffentlichten Beitrag »Vom Genusswert der Nahrung« (Schriftenreihe des Bundes für Lebensmittelrecht und Lebensmittelkunde) darauf hingewiesen, dass die Menschheit »nicht aus der Erkenntnis der Notwendigkeit einer Versorgung mit Nährstoffen nach Nahrung strebt, sondern aus Lust am Essen. Die Verknüpfung mit der Lust ist das Mittel der Natur, um den Vollzug lebensnotwendiger Handlungen zu sichern.« Daraus folgt: Für wen das Essen keinen Lustgewinn bedeutet, wer dem Essen nichts abgewinnen kann, dem droht Unterernährung.

Man muss es ja nicht so weit treiben wie die alten Römer, die sich zur Verlängerung ihrer Fressorgien zwischendurch des Gegessenen entleerten, um nicht durch vorschnelle Sättigung aufhören zu müssen. Dies ist ebenso falsch verstandene Diätetik wie die unsinnige Behauptung des fundamentalistischen Naturmythos eines Herrn Wandmaker, der allen

Essen – mehr als nur Ernährung des Körpers

Persönlich zufriedenstellendes Essen bezieht alles mit ein: Nähr-, Genuss- und Erlebniswert der Speisen. Ausgewogenheit und das richtige Maß, den jeweiligen Gesundheits- und Lebensbedingungen angepasst, verstehen sich dabei von selbst. Aroma, Farben, Zusammenstellung der Speisen, Kochkunst und ein ansprechend gedeckter Tisch sind für unser Wohlbefinden und unsere Gesundheit nicht weniger wichtig als Vitamine und Mineralstoffe. Im Gegenteil: Dem Genuss beim Essen kommt für die Erhaltung und Förderung der Gesundheit eine viel größere Bedeutung zu, als lange Zeit angenommen wurde. Noch vor wenigen Jahren waren viele der Ansicht, man könne sich durchaus ausschließlich von der richtigen Nährstoffmischung in Tabletten- oder Pulverform, der sogenannten Astronautenkost, ernähren. Dieser Auffassung traten zunächst nur Zahnärzte entgegen, die mangels ausreichender Kautätigkeit um den Erhalt von Zahnfleisch und Zähnen fürchteten.

Ernstes behauptet: »Willst du gesund sein – vergiss den Kochtopf«. Rohkostfanatismus in allen Ehren, aber erst die Beherrschung des Feuers brachte dem Urmenschen eine wesentliche Verbesserung seiner Ernährungsgrundlage sowohl in ernährungsphysiologischer als auch sensorischer Hinsicht. Ja, das Kochen gilt sogar als die älteste Kunst des Menschen. Die Nutzung des Feuers ist der Beginn der Esskultur des Menschen. Essen ist mehr als Überleben, und Gesundheit und Genuss sind kein Widerspruch.

Liebe und Gesundheit gehen durch den Magen

Die Freude beim Essen und die Fähigkeit, richtig genießen zu können, spielen gerade beim Vorgang der Nahrungsverwertung eine wesentliche Rolle. Bekanntlich essen unsere Sinne mit. Was das Auge an Farbstoffen, der Geruchssinn an Duftstoffen, Zunge und Gaumen an Geschmackstoffen wahrnehmen, leiten sie an das Gehirn weiter, das den verschiedenen Organen, die mit der Verdauung in Verbindung stehen, für Verarbeitung, Ausnutzung und letztlich auch Verträglichkeit der Nahrung wichtige Anweisungen erteilt. Fehlt eine der Komponenten oder sind die Signale aus Farbe, Duft oder Geschmack nur unzureichend vorhanden, wird die gesamte Sinneswahrnehmung ärmer. Unter Umständen ist damit eine Beeinträchtigung der Verdauungsfunktion verbunden. Ein reibungsloses Zusammenspiel aller Stationen und Organe der Verdauung (Magen, Leber, Bauchspeicheldrüse, Darm) ist nicht nur Voraussetzung für persönliches Wohlbefinden, sondern wiederum Grundbedingung für die richtige Verwertung der Nahrung und damit für die Versorgung des Körpers mit Nährstoffen.

Das sinnliche Vergnügen beim Essen lässt einem »das Wasser im Munde zusammenlaufen«, fördert die Sekretion der Verdauungssäfte und ist daher für die Gesundheit genauso wichtig wie der Gehalt einer Speise an Kalorien, Vitaminen und anderen Nährstoffen. Mahlzeiten dürfen nie zur bloßen Kalorienversorgung degenerieren. Ein hastig verschlungener Schnellimbiss bringt oft ebenso wenig Genuss wie manches fettreiche Kantinen- oder Gasthausessen.

Ein erster Tipp für Ihr persönliches Genusstraining: Lassen Sie doch in Zukunft einfach weg, was Ihnen nicht schmeckt.

Genießen ist auch Gesundheitsförderung.

Gewürze – Vitamine für die Sinne

Beim Zusammenspiel von Ernährung und Wohlbefinden darf die breite Palette der Gewürze und Kräuter nicht vergessen werden. Sie erfreuen unsere Geschmacksnerven: Zunächst einmal riechen wir den aromatischen Duft der Kräuter, dann schmecken wir ihr Aroma. Beide Wahrnehmungen stimulieren den Magen. Zusätzlich entfalten Inhaltsstoffe unterschiedliche gesundheitsfördernde Eigenschaften, steigern etwa die Magendurchblutung, regen durch Bitterstoffe den Gallenfluss oder zusätzliche Verdauungssäfte an. In diesem Sinne ist gerade der Anspruch an den Genuss beim Essen und an die Kochkunst kein überflüssiger Luxus. Im Gegenteil: In der Küche entscheidet sich, ob eine Mahlzeit zur Quelle von Lebensfreude wird oder ob sie liebloses und meist auch noch nährwertarmes »Futter« bleibt. Jeder Koch und Tischgast sollte wissen: Die Freude an einer schmackhaften Ernährung in angenehmer Atmosphäre ist der beste Gesundheitsschutz. Mit Freude das Richtige zu essen ist sicherlich besser und gesünder, als stets überängstlich auf alles Mögliche zu verzichten. Diät-Hypochonder sind in jeder Beziehung schlechter dran als bewusste Genießer.

An dieser Stelle muss noch einmal der brillante Brillat-Savarin zitiert werden: »Feinschmeckerei, von jeder Seite betrachtet, verdient nur Lob und Ermunterung: Physisch betrachtet ist sie Beweis und Resultat eines gesunden und eines klassischen Zustandes der Ernährungsorgane. Moralisch betrachtet bedeutet sie unbedingte Hingabe an die Gebote Gottes, der, seit er uns essen hieß, um zu leben, uns einlädt durch den Appetit, durch den Geschmack erhält, durch das Vergnügen belohnt.«

Essen, das beflügelt

Ein schmackhaftes Mahl in angenehmer Stimmung und Umgebung, mit Freude und in Ruhe genossen, beflügelt und stimmt zufrieden. Essen und Trinken wachsen dann über den Aspekt der bloßen Nahrungsversorgung hinaus und werden zum Erlebnis, das der Erholung dient und aus dem sich neue Kraft schöpfen lässt. Das wahre Ziel einer persönlich zufriedenstellenden Ernährung kann doch nur Wohlbefinden während und nach dem Essen sein: sich rundum wohlfühlen.

Menschen haben mit Essen und Trinken niemals nur Nahrungsaufnahme und Sättigung, sondern stets Genuss und

Feier, Kommunikation und Interaktion verbunden. Speisen und Getränke, Küche und Keller sind ein wesentlicher Bestandteil unserer Kultur. Fast alle wichtigen Ereignisse im Leben eines Menschen werden mit festlichem Essen begangen. Wichtige Geschäftsabschlüsse werden mit einem guten Mahl – hoffentlich mit Wohlfühlqualität und in Wohlfühlatmosphäre – abgeschlossen. Politiker unterschiedlichster Parteien und Nationen treffen sich bei Arbeitsessen. (Es soll auch schon einen großen Parteitag gegeben haben, bei dem sich die Abgeordneten mit einem Hamburgerimbiss begnügen mussten.)

Essgenuss für die richtige Immunpower

Genussvoll zu essen ist auch ein wichtiger Bestandteil der angewandten Psycho-Neuroimmunologie. Kummer macht krank, Lachen ist die beste Medizin. Fröhliche leben länger. Freude und Freunde sind Vitamine für die Seele. Wer gut drauf und seelisch im Gleichgewicht ist, stärkt seinen körpereigenen Gesundheitsschutz auf das Beste. Die Erforschung dieser Zusammenhänge ist Gegenstand einer neuen Wissenschaftsdisziplin.

Wer wird bestreiten, dass so gesehen Stimmung und Esserlebnis und nicht nur die Bestandteile der Ernährung wie Vitamine, Eiweißbausteine, Spurenelemente und sekundäre Pflanzeninhaltsstoffe wichtige Helfer für ein funktionstüchtiges Immunsystem sind. »Gesund ist, was Spaß macht« lautet die zentrale Botschaft im Buch des Gesundheitsforschers Heiko Ernst. Und auch allen Ernährungs- und Gesundheitsberatern sei ans Herz gelegt: »It needs pleasure to keep it up.« Ein neues Ess- oder Bewegungsverhalten wird nur beibehalten, wenn es auch Spaß macht. Das sinnliche Vergnügen an Gesundheit ist die beste Motivation. Genussfeindliche Verzichtappelle, Verbote und Überforderung bedeuten Unlust und haben Gott sei Dank keine Aussicht auf Dauererfolg. »Lust auf Gesundheit« – dieses Motto der LAG e. V., gegründet von der Medizinjournalistin Maria-Elisabeth Lange-Ernst, gilt unbedingt auch für den gesunden Essgenuss.

Abwechslung ist gesund.

Vielseitig und richtig dosiert genießen

»Man darf das Genießen nicht übertreiben.« Dieser Satz erscheint auf den ersten Blick widersinnig. Dieser moralische Unterton lässt sich aber leicht aufklären, und zwar am Beispiel des Unterschieds zwischen Gourmet und Gourmand. Der wahre Genießer erfreut sich an der Variation, der Vielfalt verschiedener wohldosierter Ess- und Trinkgenüsse, während der Schlemmer zwar ebenfalls gut, aber eben auch gerne reichlich isst und trinkt. Bewusstes Genießen hat naturgemäß sehr viel mehr mit Qualität statt Quantität zu tun. Gerade beim Thema Genussmittel (vor allem alkoholische Getränke und Tabak) werden die Übergänge von Genuss, Missbrauch und Sucht schnell deutlich. Wer nur mit Genussmitteln genießen kann, ist letztlich arm an sinnlichen Empfindungen.

Genüsse und schöne Erlebnisse umgeben uns im Alltag unzählig viele: eine schöne Landschaft, ein Spaziergang in freier Natur, ein entspannendes Musikstück oder ein anregendes Buch, ein stimmungsvoller Sonnenuntergang, ein wohltuendes Saunabad, ein gutes Gespräch, ein schmackhaftes Essen, ein Glas guten Rotweins, der Einkauf am farbenfrohen Gemüse- und Obststand auf dem Wochenmarkt. Selbstverständlich muss jeder sein zuträgliches Maß an Genussmitteln für sich herausfinden. Ist eine sinnvolle Selbstbeschränkung nicht möglich – gestehen Sie es sich bitte ein, dann verzichten Sie besser auf Nikotin und Alkohol. Mit jeder Abhängigkeit hört der Spaß am Genuss nämlich auf.

Fassen wir zusammen: Der Wunsch nach Genuss beim Essen ist so alt wie die Kultur des Menschen und lässt sich sowohl moralisch wie auch physiologisch begründen. Mit der Entwicklung der Kochkunst geht die Erkenntnis vom Sinn und Zweck der Nahrung einher. Lassen Sie mich daher diesen Abschnitt meines Genussratgebers mit einem Blick in die Kochbuchgeschichte abschließen. Das folgende Zitat aus dem Neuen Saltzburgischen Kochbuch von 1718 müsste in jeder Küche und Ernährungsberatungspraxis hängen. Es beschreibt beneidenswert klar und gut – vor allem vor dem Hintergrund der heutigen Ängste und Verwirrungen beim Thema Essen – die Funktionen, die ein gutes Essen haben soll:

»Den Leib gesättigt
die Kraft gestärkt
seine Gesundheit erhalten

seine Gestalt schön und vollkommen gemacht
seine Augen geweidet
sein Gemüt ergötzt
sein Herz fröhlich gemacht.«

Dem ist aus Sicht der modernden Ernährungswissenschaft nichts hinzuzufügen außer vielleicht dem Hinweis, dass die zur Erreichung einiger dieser Ziele ebenfalls notwendige körperliche Ertüchtigung fehlt.

Moderne Genussforschung

Zuvor wurde deutlich, dass beim Essen für viele Menschen der Genuss besonders wichtig ist. Demgegenüber steht die Ernährung, die häufig mit der Qualität und den Inhaltsstoffen der Nahrung beziehungsweise dem physischen Befinden des Menschen, das heißt der Deckung des Energie- und Nährstoffbedarfs, in Verbindung gebracht wird. Ernährung ist rational und funktionsbetont und läuft daher auch eher Gefahr, einen genussabträglichen Beigeschmack zu bekommen. Ernährung wird deshalb vielfach mit Kontrolle, Disziplin, Verzicht und schlechtem Gewissen verbunden. Damit in einem gesunden Körper aber auch ein genussfähiger Geist leben kann, müssen wir die große Bedeutung von Genuss für den essenden Menschen ernst nehmen und ihm helfen, seine Genussfähigkeit zu erhalten oder wiederzugewinnen.

25 Prozent der Erwachsenen sind nicht oder nur noch eingeschränkt genussfähig.

Wortbedeutung

Auch in Nachschlagewerken wird Genuss meistens mit dem Essen in Verbindung gebracht – eine mit Lust verbundene Empfindung des vom Geschmack vermittelten Sinneseindrucks. So sprechen wir auch von Genussmitteln wie Kaffee, Tee, Schokolade, Tabakwaren und alkoholischen Getränken mit anregender Wirkung auf Geschmacksorgane, Nervensystem und Stoffwechselvorgänge. Genuss ist allgemein eine Bezeichnung für eine positive Sinnesempfindung, die mit körperlichem und/oder geistigem Wohlbehagen einhergeht.

Im Mittelpunkt der vorliegenden Betrachtungen befassen wir uns mit den kulinarischen Genüssen. Der kulinarische Genießer wird auch als Feinschmecker oder Gourmet bezeichnet. Gegenbegriff zum Genuss ist im Zusammenhang mit Essen Ekel. Das entsprechende Nahrungsmittel wird dann ungenießbar. Recherchiert man zum Begriff Genuss weiter in der freien Enzyklopädie Wikipedia, so erfährt man, dass der Begriff »genießen« ursprünglich eine weitergehende Bedeutung im Sinne von »etwas nutzen« oder »etwas benutzen« hatte. Wir kennen auch heute noch Begriffe wie »Nutznießung« oder »in den Genuss einer Sache kommen«. Und der Genosse ist das Mitglied einer Gemeinschaft, die gemeinsam etwas nutzt. Später fokussierte sich der Begriff zunehmend auf die Vorgänge des Essens und Trinkens, zunächst noch neutral: »Ich habe etwas genossen« (= gegessen).

Im deutschsprachigen Raum gibt es nur wenige aktuelle wissenschaftliche Untersuchungen, Publikationen und Symposien, die sich mit dem Thema Genuss befassen. So fand 2008 eine Dreiländertagung der Schweizerischen, Deutschen und Österreichischen Gesellschaften für Ernährung mit dem Titel »Genießen und trotzdem gesund essen – und das ein Leben lang« in Zürich statt. Die Erhaltung der Genussfähigkeit und die Freude am Essen bis ins hohe Lebensalter standen auf dieser Tagung im Vordergrund ebenso wie die Genussfeindlichkeit einseitiger Schlankheitsdiäten und untergewichtiger Schönheitsideale. Im Frühjahr 2010 veranstaltete das Forum »ernährung heute« in Wien das Symposium »Kulinarische Intelligenz – Genuss ist Lebensqualität«.

Genussbarometer

Auf dem Wiener Symposium wurde auch das »Erste Österreichische Genussbarometer« vorgestellt. Zuvor hatte der Arbeitskreis Ernährung des Bundesverbands der Deutschen Süßwarenindustrie e. V. (BDSI) die vom Meinungsforschungsinstitut TNS Emnid durchgeführte bundesweite Befragung von 1017 Eltern mit Kindern ab fünf Jahren zum BDSI Genuss-O-Meter 2007 vorgestellt:

Wenn es um Genuss geht, denken deutsche Eltern zuerst an Essen und Trinken. Mit »Sport« verbinden allerdings nur ganz wenige Genuss. Es ist wichtig, dass Kinder grundsätzlich in einem genussbejahenden Umfeld aufwachsen und Genuss im Familienverbund gelebt wird. Deswegen ist es auch erstrebenswert, sich mehr Genussmomente im Alltag zu gönnen, die aber durchaus nicht nur an Essen und Trinken geknüpft sein sollen. Genuss ist alltäglich, und es sind die vielen kleinen, schönen Dinge des Alltags, die es auf den unterschiedlichen Ebenen zu entdecken gibt – etwa ein Spaziergang in schöner Landschaft, das Wohlbefinden nach einer Wellnessanwendung, Geselligkeit beim Gespräch mit guten Freunden, der Lesegenuss eines spannenden Romans oder andere geistige Genüsse wie das Hören von Musik. Voraussetzung für die Bejahung des Genusses ist die Genussfähigkeit. Die Entwicklung eines genussorientierten Lebensstils findet im Elternhaus statt. »Nur wer sich selbst erlaubt, genießen zu dürfen, ist dazu auch in der Lage«, so Dr. Rainer Lutz, Psychologe und Genussforscher an der Universität Marburg. Vor dem Hintergrund der Versachlichung des Themas Ernährung begrüßt auch er die mit positiven Sinneseindrücken verbundenen Ergebnisse der oben genannten Studie und weist darauf hin, dass es Essen ohne Emotionen ohnehin nicht gebe.

Genussschule

»Auch zum Genuss gibt es sogenannte Genussregeln.« Im Sinne von Empfehlungen formuliert Lutz sieben goldene Regeln der »Kleinen Schule des Genießens«, die auch als Verhaltenstherapie entwickelt wurden, um zu lernen, genussbehindernde in genussbejahende Regeln umzuwandeln und sinnliches Genießen wieder zuzulassen (vgl. Literatur, Seite 212).

Sieben Regeln für den Genuss

- Genuss braucht Zeit.
- Genuss muss erlaubt sein.
- Genuss geht nicht nebenbei.
- Weniger ist mehr.
- Genuss ist individuell. Probier aus, was dir guttut.
- Ohne Erfahrung kein Genuss.
- Genuss ist alltäglich.

Thomas Platt, Germanist und Verfasser unter anderem von Restaurantführern, ist Herausgeber des 2004 erschienenen Buches »Genussbarometer Deutschland. Wie wir zu leben verstehen.« Im ersten Kapitel wird die »große deutsche Genuss-Studie 2004« beschrieben, die von der Tabakfirma Japan Tobacco International Germany in Auftrag gegeben wurde. Im Prolog finden sich grundlegende Kernaussagen zum Genuss.

» – Genuss beschäftigt den Menschen auch in schwierigen Zeiten.
– Das Genießen ist als Lebenskunst zu verstehen.
– Das Genießen setzt lediglich eine sinnliche Aufmerksamkeit voraus.
– Der Genuss vermag aus wenigem viel zu machen.
– Das Alltägliche lässt sich genießen wie das Außergewöhnliche.
– Genuss umfasst zahlreiche Lebenssituationen, auch das

ganz alltägliche Leben und nicht nur das spektakuläre oder besonders vorbereitete Erleben.«
(Zitat, Seite 17 des oben genannten Buches)

In der Genussschule sinnliches Genießen lernen.

Genusstypologien

Im weiteren Verlauf dieses Buches wird versucht, eine Typologie der Genießer aufzustellen, wobei unter anderem Geschmacksgenießer, Erlebnisgenießer und Alltagsgenießer beschrieben werden. Das bereits erwähnte erste Österreichische Genussbarometer wurde auf dem im Frühjahr 2010 durchgeführten Symposium »Kulinarische Intelligenz – Genuss mit Lebensqualität« von Prof. Dr. Jürgen König und Frau Magister Marlies Gruber mit folgenden Ergebnissen beschrieben:

Unter den Genusstypologien Genießer, Genussunfähige und Genusszweifler sind die Letztgenannten in der Überzahl. Die Mehrzahl sind ambivalente Genießer, die eigentlich gerne genießen, aber mit schlechtem Gewissen. Genusszweifler und Genussunfähige sind deutlich häufiger pessimistisch auch im Hinblick auf die eigene Gesundheit, während Genießer ausgeglichen, entspannter und was ihre eigene Gesundheit betrifft zuversichtlicher sind. Genießen ist also auch Gesundheitsförderung. Genießer achten auch beim Essen mehr auf ihren Körper und geben an, beim Essen auf Abwechslung großen Wert zu legen und sich mehr Zeit zum Essen zu nehmen. Genießer halten seltener Diät als Genusszweifler und Genussunfähige. Diese Tatsache ist besonders wichtig vor dem Hintergrund, dass mit zunehmender Diäthäufigkeit das Körpergewicht steigt (»Dick durch Diät« – wie mein erster Buchtitel im Mosaik-Verlag vor 23 Jahren hieß). Genießer haben die besseren Chancen auf ein Normalgewicht und wählen beim Essen bewusster aus. Sie achten deutlich mehr darauf, dass Lebensmittel qualitativ hochwertig sowie naturbelassen und frisch sind. Sie sollten gut schmecken und nach dem regionalen und saisonalen Angebot ausgewählt werden. Außerdem sollten die Lebensmittel einen hohen Anteil an Vitaminen und Mineralstoffen aufweisen.

Daraus schlussfolgerten die Autoren: »Genießen und ein gesundes (Ess-)Verhalten gehen Hand in Hand: Denn wer es versteht zu genießen, isst ›automatisch‹ gesund – im Sinne von abwechslungsreich, maßvoll und in Ruhe –, profitiert von den seelischen Auswirkungen und fühlt sich rundum wohler.«

Die Zuschreibung ist zumindest die Beschreibung eines Idealbildes des gesunden Genießers.

Wenn man sich wissenschaftlich weiter mit der Genussforschung in Deutschland befasst, wird man auf das lesenswerte Buch der Genussforscher Reinhold Bergler und Tanja Hoff: »Genuss und Gesundheit« aufmerksam, 2002 erschienen beim Kölner Universitas Verlag.

Eingeschränkte Genussfähigkeit

Laut Frau Prof. Tanja Hoff legen Studienergebnisse nahe, dass in Deutschland etwa 25 Prozent der Erwachsenen nicht oder nur eingeschränkt genussfähig sind. Sie hat dabei sogar – vermutlich mit regionaler Mentalität verbundene – Unterschiede in der Genussfähigkeit festgestellt, wobei Bewohner des Rheinlands, von Baden-Württemberg, Bayern, Hessen und Rheinland-Pfalz am genussfähigsten sind. Hoff unterscheidet drei Typen: Genussfähige, Genussunfähige und Genusszweifler. Auch sie kommt zu dem Schluss: Genießen verbessert die Stimmung, erhöht die Selbstakzeptanz, Motivation und persönliche Leistung. »Menschen, die eine optimistische Lebensorientierung an den Tag legen, gepaart mit Lebensfreude und Genussfähigkeit, leben gesünder. Denn sie achten mehr auf ausgewogene Ernährung, treiben öfter Sport und sind häufiger an frischer Luft.«

Was hindert uns also daran, alle insgesamt zu dem Volk von Genießern zu werden? Nun, genießen geht nicht nebenbei, und Genuss ist auch nicht unbegrenzt möglich – und dadurch von bloßem Konsum zu unterscheiden, wie der Genussforscher Dr. Lutz herausstellt: »Nicht Quantität soll im Mittelpunkt stehen, sondern Qualität«. Ebenso ist in populärwissenschaftlichen Publikationen auch von Genusssucht die Rede, vor allem bei Jugendlichen, womit ein ständiges Verlangen nach neuen Reizen oder Reizsteigerung gemeint ist. Das entspricht nicht dem eigentlichen Verständnis des Begriffs Genuss.

Ziel ist also die Erhaltung oder Wiedererlangung einer

ausgewogenen Genussfähigkeit und Bejahung des Genusses eines jeden Menschen. Damit sind, richtig verstanden, weder Maßlosigkeit noch ein ständig schlechtes Gewissen beim Essen verbunden. Ein solch differenziertes Genussverhalten wird nach Hoff sozial erlernt und durch die Familie und das gesamte Umfeld beeinflusst, auch noch im Erwachsenenalter.

Eine wichtige Bedeutung für das Genießenlernen kommt dabei vor allem auch der Ernährungserziehung im Elternhaus und in der Schule zu, wobei die gemeinsame Familienmahlzeit einen besonderen Stellenwert hat (vgl. Seite 165). Kinder lernen Genießen am Vorbild der Eltern. Verbote und eine Genuss verbietende Erziehung können in diesem Bereich zu erheblichen Beeinträchtigungen und Hemmungen bezüglich eines genießerisch sinnlichen Verhaltensrepertoires führen (vgl. Lutz 2007).

2. Wer oder was verdirbt uns eigentlich den Appetit?

Obwohl wir uns (fast) alle zum Genuss bekennen und den Genusskurs im modernen Schlaraffenland eigentlich nichts mehr aufhalten sollte, lassen sich die Errungenschaften des lange herbeigesehnten Essparadieses nun doch nicht ganz so sorglos auskosten. Längst drückt der Magen nicht nur wegen Überfüllung. Solange wir essen, so lange wird sie uns begleiten, die Sorge um Chemie, Gentechnik, Hormone, Arzneimittelrückstände und BSE in Lebensmitteln ebenso wie die vor deren radikaler Bestrahlung.

Das Dilemma des unglücklichen Essers lässt sich anhand von Schlagzeilen und Buchtiteln ablesen. Mehr oder weniger gleichlautend beschwören sie ein Horrorszenario herauf: das der drohenden kollektiven Vergiftung und das von Zivilisationskrankheiten infolge der industriellen Massenproduktion von Lebensmitteln. Während die einen dem Essenden selbst die Schuld geben und den »Selbstmord mit Messer und Gabel« anprangern, nähren die anderen, ganz dem Zeitgeist entsprechend, den Zweifel an der etablierten Ernährungswissenschaft und Medizin sowie deren angeblich doch nicht ganz hieb- und stichfesten Dogmen. So würden vor allem die Ge-

und Verbote der so genannten »gesunden« Ernährung die Lust aufs Essen erst recht zum Frust machen. Besonders beliebt sind demzufolge Lexika zu populären Irrtümern der Ernährungswissenschaft und Medizin.

Sattsam bekannt ist auch der Rundumschlag in Richtung allmächtiger Lebensmittelindustrie, die angeblich mit aller Gewalt (»Werbemillionen«) und allen Tricks (»Aromaverführern«) versucht, den unersättlichen Hunger der Massen aufrechtzuerhalten. »Schmeckt's noch?« – unter diesem Titel soll uns die Wahrheit von den Praktiken der Lebensmittelindustrie vor Augen geführt werden.

Fertigprodukte – ungeliebt und doch nicht unbeliebt

Kritik an den vorgefertigten und stark verarbeiteten Convenience-Produkten, die aus der Not, das heißt dem allseits beklagten Mangel an Zeit und Kochkunst, geboren wurden, kommt von beiden Lagern. Besorgte Konsumenten und Anhänger der Vollwert-Philosophie lehnen sie ebenso ab wie der anspruchsvolle Hobbykoch und Feinschmecker. Tiefkühltruhe und Mikrowelle lassen sich jedoch durchaus gewinnbringend nutzen, wenn man die so gewonnene Zeit für das eigentliche Esserlebnis zur Verfügung hat. Es kommt darauf an, den persönlich richtigen Ausgleich zwischen sinnvoller Convenience im Sinne von erleichterter und bequemer Zubereitung sowie Selberkochen mit frischen Zutaten beim Essen herauszufinden. Und warum sollten wir eigentlich die Frühlingsrolle, den Pizzateig und den Soßenfond selber herstellen? Selbst bekannte Köche verwenden fertige Hühner- oder Gemüsebrühe, und schließlich stimmt auch ein Feinschmecker, der gerne kocht, zu, dass Dosentomaten eine prima Zutat sind. Natürlich muss der jeweilige Mitteleinsatz – ob zu Hause oder im Restaurant – im gesunden Verhältnis zu der benötigten Arbeitszeit und dem ausgegebenen Geld stehen.

Auch unstrittige Ernährungsempfehlungen, wie mehr Gemüse und Fisch zu essen, ließen sich ohne die Möglichkeit des Tiefgefrierens gar nicht im großen Maßstab umsetzen. Sicherlich möchte heute auch keiner mehr nach dem Speiseplan von 1890 leben, auf dem große Abwechslung und Frischkost absoluter Luxus für wenige Wohlhabende waren. Zumindest im Hinblick auf die Verfügbarkeit und Variationen hat sich unser Lebensmittelangebot in den letzten Jahrzehnten positiv verändert.

Der Verbraucher erwartet die Vielfalt und Alltagstauglichkeit des modernen Lebensmittelangebots.

Lebensmittelwerbung – Information oder Verführung?

Ohne die Lebensmittelwerbung würden dem Verbraucher die unzähligen neuen Kreationen in den überfüllten Supermarktregalen erst gar nicht auffallen. Für viele ist die Lebensmittelwerbung sogar die einzige Informationsquelle. Daraus erwächst eine besondere Verantwortung und auch Chance, die allerdings je nach Interessenlage unterschiedlich ankommt und verstanden wird. So hieß es noch vor einigen Jahren: Wer sich dem Werbedruck der Lebensmittelindustrie auf sein Essverhalten entziehen möchte, sollte einfach das essen, wofür praktisch nicht bzw. am wenigsten geworben wird. Das wäre nach Meinung einiger Ernährungsexperten ohnehin am gesündesten. Diese Überlegung ist sicherlich nicht ganz unbegründet, da im großen Stil Werbeaufwand für die Produkte – vor allem Genussmittel – betrieben wird, die sich beim Konsumenten sowieso großer Beliebtheit erfreuen.

Wie bereits angedeutet, bedürfen jedoch auch neue Lebensmittel – seien es die x-te Variante einer Fertigsoße oder mit besonderen gesundheitsfördernden Zutaten angereicherte Lebensmittel (Functional Food) – intensivster Werbeanstrengungen, bevor sie denn überhaupt die Aufmerksamkeit und schließlich den Magen des Beworbenen erreichen. Da dessen Aufnahmefähigkeit aber auf natürliche Weise begrenzt ist, läuft Werbung mehr oder weniger auf Verdrängungswettbewerb hinaus (Schokoladenmarke 1 gegen Schokoladenmarke 2 oder normaler Joghurt gegen probiotischen Joghurt).

Eine besonders willkommene Gelegenheit, den Lebensmittelkonsum mengenmäßig doch noch zu steigern, ohne an die kalorischen Grenzen zu stoßen, waren deshalb die Light-Produkte. Mit weniger Kalorien werden satte Gewinne gemacht. Mit den Leichten ließen sich die ausgedünnten Kalorien zu höchsten Preisen vermarkten.

Lebensmittelkennzeichnung

Wenn es um Ernährung geht, werden Nährwertprofile und Ampelkennzeichnung und am Ende auch sogenannte Health Claims, also gesundheitliche Aussagen, zu Lebensmitteln diskutiert. Dabei bleibt das Genießen völlig auf der Strecke, obwohl es mit dem richtigen Augenmaß ein wichtiger Aspekt eines gesunden Lebensstils ist.

Neben dem gesetzlich vorgeschriebenen Zutatenverzeichnis kann der Verbraucher durch eine Vielzahl weiterer Informationen auf der Lebensmittelverpackung nützliche Entscheidungshilfen bekommen oder durch das Kleingedruckte endgültig verwirrt werden. Ampelfarbensymbolik und/oder Mengenangaben zum Gehalt an Kilokalorien, Fett, Zucker und Kochsalz, möglichst auf eine tatsächliche Verzehrsportion bezogen, sollen auf einen Blick erkennen lassen, was man da isst und wie gut es für Gesundheit und die eigene Linie ist. Das Spannungsfeld und die Unterschiedlichkeit – vielleicht sogar Unvereinbarkeit – des Interessengemenges aus Sicht der Lebensmittelhersteller, Verbraucherschützer, Wissenschaftler und des Essenden selbst liegen auf der Hand. Hinzu kommen die Politik und ihre Entscheidungsnot. Der kleinste gemeinsame Nenner ist der gut sichtbare Hinweis auf den Kaloriengehalt in Prozent zur Tageszufuhr. Eine Schwarz-Weiß-Malerei bei der Bewertung einzelner Lebensmittel im Sinne von rot = verboten widerspricht dagegen dem Verständnis, dass für eine ausgewogene Ernährung nicht ein einzelnes Lebensmittel, sondern der gesamte tägliche Speiseplan verantwortlich ist.

Mehr Nährwertangaben, aber auch zunehmende Unverständlichkeit der Packungsangaben

In diesen Zusammenhang passen die Ergebnisse zweier Studien aus dem Jahr 2010. Einerseits zeigen die Ergebnisse einer vom Bund für Lebensmittelrecht und Lebensmittelkunde e. V. (BLL) in Auftrag gegebenen Studie des Marktforschungsinstituts GfK, dass bei verpackten Lebensmitteln mit einer Quote von rund 80 Prozent bereits die nahezu flächendeckende Nährwertkennzeichnung erreicht ist und 83 Prozent der Verpackungen einen weiteren Informationsservice wie Kundenhotlines oder Internetadressen aufweisen.

Andererseits belegt die neue bevölkerungsrepräsentative »Verbraucherstudie 2010: Lebensmittelqualität & Verbrauchervertrauen« des SGS Instituts Fresenius, durchgeführt vom Institut für Demoskopie Allensbach, die Verunsicherung der deutschen Verbraucher beim Lebensmittelkauf:

- Jeder Zweite versteht die Angaben auf Packungen nicht.
- 75 Prozent können nicht erkennen, ob ein Produkt gesund ist.
- 71 Prozent können nicht einschätzen, ob ein Produkt für Kinder geeignet ist.
- Nur einer von zehn vertraut Industrie und Politik in Lebensmittelfragen.
- Bio ist out, regionale Lebensmittel sind in.
- Frauen sind beim Lebensmitteleinkauf kritischer als Männer.
- Ostdeutsche kaufen anders ein als Westdeutsche.

Der Verbraucher möchte den gesundheitlichen Vorteil, den ein Produkt bietet, problemlos erkennen, und das gilt besonders für Etiketten.

Lesen bildet

Lesen bildet – das muss ein Sachbuchautor natürlich behaupten. Das Alltagsthema Essen und Trinken nimmt in der Literatur einen überaus großen Platz ein, nicht nur in der Kochbuchgattung. In Romanen, Satiren und Kriminalgeschichten wird die Thematik ebenfalls gerne aufgegriffen. Zu meinen beiden Lieblingsbüchern zählen übrigens das bereits erwähnte Werk von Jean Anthèlme Brillat-Savarin zur »Psychologie des Geschmacks oder Betrachtungen über das höhere Tafelvergnügen« sowie die äußerst amüsanten Satiren von Ephraim Kishon mit dem Titel »Essen ist meine Lieblingsspeise«. Beide Bücher können dazu beitragen, Essen und Trinken von ihren relativ neuen genussfeindlichen Fesseln zu befreien, und da sie vergnüglich sind, ist ihre Lektüre auch ausgesprochen gesund.

Das kann man leider nicht von allen Ernährungsbüchern behaupten. Am meisten wurde und wird über Schlankheitsdiäten geschrieben. Mehrere hundert Diätratgebertitel gibt es weltweit. Bei dem einen glückt's endlich mit der GLYX-Diät, mal sind es die Blutgruppen, ein anderes Mal verständlicherweise besonders gern gelesene Abnehm-Versprechen à la »Schlank im Schlaf«. Besonders zuversichtlich lautet die Botschaft »Ich bin dann mal schlank«. »Und ewig grüßt das Moppel-Ich«. Wie sarkastisch klingt da »Dick, Doof und Arm« – eine Analyse der großen Lüge von Übergewicht und wer von ihr profitiert. Und schließlich stellen zwei Buchautorinnen auf dem Weg vom Verdruss zum Genuss fest: »Dicke sterben. Dünne auch«.

Auf den Schlankheitstrip fahren sie alle ab: Wissenschaftler, Kochbuchautoren, Prominente, Dilettanten und Querulanten – kurz: Diäterfinder und ihre Gegner. Bis auf die Betroffenen selbst profitieren sehr viele vom Diätwahn, die Hersteller von Schlankheitsmitteln inbegriffen. Während ich selbst als einer der ersten Ernährungswissenschaftler vor nunmehr 23 Jahren ein Anti-Diätbuch mit dem provozierenden Titel »Dick durch Diät« geschrieben habe, versuchte es 10 Jahre später ein Kollege – zumindest vom Titel her – etwas subtiler mit der frohen Botschaft »Diätlos glücklich«. Doch keine Sorge, beide Versuche, so unterschiedlich sie auch vorgetragen werden und vorgehen, werden das unverminderte Diätinteresse kaum aufhalten können, geschweige denn ihm gänzlich Einhalt gebieten. Das schafft auch kein »Anti-Diät-« oder gar ein »Diät-Hasser-Buch«.

Die Hochkonjunktur der Diättipps könnte vielleicht auch damit zu tun haben, dass keiner davon funktioniert. So werden genauso interessiert 100 Diättipps wie die 50 größten Diät-Lügen gelesen. Natürlich gibt es auch vernünftige Ratgeber, die auf das seit Jahrmillionen gültige evolutionäre Gesetz begründet sind: Man bleibt schlank, wenn man die gestörte Balance von Energieaufnahme (Essen) und Energieausgabe (Bewegung) wieder ins Gleichgewicht bringt. Aber so unspektakuläre Botschaften mag kaum jemand hören. Deshalb müssen die grundlegenden Wahrheiten zumindest auch unter dem Deckmäntelchen »Diät« als Buchtitel verkauft werden, was sich schlicht besser anhört als »vernünftige Lebensweise« (der ursprünglichen Bedeutung des griechischen Begriffs »diatia«).

Bislang hat die Flut der Diätliteratur vom Nimbus des modisch-ästhetischen Schlankheitsideals gelebt. Doch gerade in der Mode- und Modelwelt zeichnet sich hier eine begrüßenswerte Wende ab. Das Ende des Magerwahns ist (hoffentlich) in Sicht (vgl. Seite 85 ff.).

Bestseller mit Fragezeichen

Doch auch weniger appetitliche Themen und Negativbotschaften halten die ernährungsinteressierten Leser in Bann. Das Misstrauen gegenüber Lebensmitteln bzw. gegenüber dem, was wir so alles schlucken, ist weit verbreitet. Aus Angst entweder vor Übergewicht oder verseuchten Lebensmitteln überlegen wir uns mittlerweile bei fast jedem Bissen: Darf ich das? Macht es dick? Ist es ungesund? Lektüre, die diese Ängste schürt, vorhandene Sorgen bestätigt oder vermeintlich gesichertes Wissen in Frage stellt, gibt es reichlich: »Gift im Kochtopf«, »Zu viel Gift im Kochtopf«, »Die Suppe lügt«, »Krank durch versteckte Schadstoffe«, »Aus Teufels Topf«, »Iss und stirb«, »Prost Mahlzeit! Krank durch gesunde Ernährung«, »Was wir alles schlucken«, »Schmeckt's noch?«, »Willst du gesund sein? Vergiss den Kochtopf«, »Unsere Ernährung – unser Schicksal«.

Der sittliche Nährwert erschließt sich einem zum Teil nur schwer. Leicht verdaulicher Lesestoff sind die Bücher allesamt nicht und sollen es wohl auch nicht sein. Wer vergnügliches Lesefutter wünscht, muss sich andere Titel aussuchen. »Iss und leb« gab es schon. Wie wäre es mit »Genieß und leb«. Verbleibt der Ratschlag: Am besten, Sie lesen selbst und bilden sich Ihr eigenes Urteil.

Unterm Strich ist es immer noch am klügsten, sich beim Verwirrthema Ernährung und Nahrung mit verschiedenen Meinungen und Erkenntnissen auseinanderzusetzen, anstatt blind nur einem Ernährungsguru zu vertrauen, der auch noch vorgibt, die Wahrheit für sich allein gepachtet zu haben. Was für den einen richtig ist, muss bekanntlich nicht für alle zutreffen. Was einen guten Ernährungsratgeber auszeichnet, ist schließlich die Ausgewogenheit und Nachvollziehbarkeit der Argumente, das Aufzeigen von Pro und Contra. Vorschnelle Schlussfolgerungen und Festlegungen, die dem Leser die Möglichkeit zur eigenen Entscheidungsfindung nehmen, sind wenig hilfreich. Schließlich kann man sich auch aus Angst krank essen. Lesen Sie sich deshalb nicht krank.

Lesen kann Appetit machen oder den Appetit verderben.

Vom Spaßverderber zum Genusscoach

Was taugen eigentlich Hiobsbotschaften? Brauchen Sie einen Gewichtswächter, der Sie vorwurfsvoll anschaut und sogar daran hindert, den Kühlschrank zu oft zu öffnen oder beim Essen nachzunehmen? Gehen Sie lieber mit einer Kalorien- oder Cholesterintabelle einkaufen, als sich vom Angebot des Marktes und der Jahreszeit verführen zu lassen? Sind bei den oben genannten Buchtiteln sensationslüsterne Appetitverderber am Werk oder verantwortungsbewusste Aufklärer, die mit dem Finger berechtigterweise auf vorhandene Schwachstellen zeigen?

Da stellt sich zunächst die Frage, ob Angst ein guter Ernährungsberater ist. Die (meist nur kurzfristigen) Änderungen des Ernährungsverhaltens, zum Beispiel nach Lebensmittelskandalen und Umweltkatastrophen, sprechen dagegen. Die Angst vor Bestrahlung von Lebensmitteln oder Genfood hat sich dagegen etwas tiefer eingegraben.

»Was können wir überhaupt noch essen?« Jeder, der mit Ernährungsberatung zu tun hat, kennt diese sorgenvolle Frage des Verbrauchers. Allerdings bezieht sie sich weniger auf das eigene Ernährungsverhalten, als vielmehr auf alle möglichen befürchteten Gifte im Essen. Sind unsere Lebensmittel bereits zu einem Gesundheitsrisiko geworden?

Lebensmittel zum Abgewöhnen

Bereits vor einigen Jahren erschien in der britischen Fachzeitschrift »The Grocer« (Der Lebensmittelhändler) eine Glosse über gesundheitsgefährdende Inhaltsstoffe in Lebensmitteln – unter der makabren Überschrift »Food will kill«. Sicherlich ist diese »Todesliste«, im typisch britischen Humor verfasst, etwas überzeichnet. Aber auch hierzulande herrschen ähnliche Ängste, die zudem nicht völlig von der Hand zu weisen sind. Ich habe die Aufstellung übersetzt und leicht aktualisiert.

»Im Interesse des Verbrauchers haben wir eine Liste von Lebensmitteln zusammengestellt, die nicht gegessen werden sollten. Die Gründe dafür bedürfen keiner weiteren Erklärung.

Eier: Salmonellen und Cholesterin! Müssen wir mehr sagen?

Geflügel: Salmonellen.

Fisch: Die kleinen Würmer können schädlich sein. Sie sind zumindest ekelerregend.

Milch: könnte »Bovine Somatotropin« enthalten – ein künstliches milchbildendes Hormon für Kühe. Und weiß der Himmel, was es bei Ihnen anrichtet!

Rindfleisch: Noch nicht einmal das Wort dürfen Sie in den Mund nehmen!

Wurst: russisches Roulette ist nichts dagegen.

Käse: könnte gut für die Knochen und Zähne sein, kommt aber gern als Imitat bzw. Analogkäse (Anwärter auf das Unwort des Jahres) daher.

Zucker: nützt nichts, ruiniert aber die Zähne.

Süßstoff: verursacht Krebs und – noch schlimmer – möglicherweise sogar Appetit. Macht dick.

Softeis: Von drei Proben ist eine mikrobiologisch kontaminiert. Normales Eis ist auch nicht besser.

Bohnensprossen: äußerst gefährlich. Wieder die schädlichen Mikroorganismen.

Vorverpackte Salate: Listeria! (Fragen Sie Ihren Arzt nach Einzelheiten.)

Freilandgemüse: könnten Schnecken dran sein – riskieren Sie es nicht. Gehen Sie lieber spazieren!

Obst: Eigentlich alles mit Chemikalien behandelt. Auslandsware ist besonders verdächtig.

Gemüse: siehe Obst. Bedenken Sie, dass der Boden vergiftet ist.

Toast Hawaii oder Pizza Salami: Wissenschaftler behaupten, dass diese Gerichte besonders verdächtig seien, Krebs zu verursachen.
Bananen: Vorsicht, nicht Schale und Frucht zugleich anfassen!
Schnaps: nicht beim Autofahren oder im Fußballstadion.
Wein: steckt voller Herbizide, Pestizide, Fungizide und Schwefelverbindungen – und gepanscht wird auch wieder.
Bier: Brauchen wir diese trübe Brühe wirklich?
Kaffee: soll etwas mit Brustkrebs und erhöhtem Blutcholesterin zu tun haben. Außerdem macht er süchtig und verstärkt die Alkoholwirkung.
Colagetränke: siehe Kaffee. Und putzen Sie nach dem Genuss sofort die Zähne.
Wasser: Vermeiden Sie alles, was in Flaschen abgefüllt ist oder aus der Wasserleitung kommt.«

Und malen Sie sich einmal aus, was die fiktive Schlagzeile »Auch in deutschen Äpfeln Ascorbinsäure gefunden« bei Otto Normalverbraucher für Reaktionen auslösen würde (Anmerkung: Ascorbinsäure ist die Fachbezeichnung für Vitamin C!).

Besteht die Nahrung bei uns nur noch aus Giftstoffen, Cholesterin und den gefürchteten Kalorien? Sicherlich, Angst kann das Ernährungsverhalten verändern, aber was bleibt einem dann noch?

Angst ist kein guter Ernährungsberater.

Essen ist menschlich

Essen ist menschlich – hoffentlich wissen das auch alle Ernährungsberater! Was ich damit sagen will, wird deutlich, wenn man die resignierte Ausführung des Frankfurter Ernährungsmediziners Harald Förster zu den Erfolgen der Ernährungsaufklärung liest. Zum besseren Verständnis muss allerdings gesagt werden, dass er diese Aussage bereits 1978 machte.

»Obwohl der Bundesbürger aus Zeitungen und Fernsehen umfassende Informationen über die Grundlagen der gesundheitsbezogenen Ernährung (auch von Ärzten und Wissenschaftlern) beziehen kann, lässt er sich in seinen Essgewohnheiten nur wenig oder nur vorübergehend beirren. Ernährungsbedingte Erkrankungen erreichen jährlich sichere Zuwachsraten, von denen die Industrie heute nur noch träumen kann. Sollte man nicht am Schluss fragen, wozu dann Ernährungsphysiologie, wozu dann Ernährungsaufklärung, wenn der mündige Bürger doch nur isst, was und so lange es ihm schmeckt?«

Aus heutiger Sicht würde ich den Menschen deswegen keinen Vorwurf machen. Auch ist längst bekannt, dass (vermehrtes) Ernährungswissen nicht automatisch ein verändertes (besseres) Ernährungsverhalten zur Folge hat. Viel bedenklicher ist dagegen eine Befürchtung des Ernährungspsychologen Volker Pudel aus Göttingen, der zum Erfolg der Ernährungsaufklärung in den letzten Jahren sinngemäß einmal sagte: »Die Menschen essen weiter wie bisher, nur dass sie es jetzt mit schlechtem Gewissen tun.« Wie viel wichtiger ist daher der Appell: Mut zum Genuss!

Essen ist nicht nur notwendig, sondern eine der wichtigsten Quellen für Genuss.

Essen ist gesund – Angst macht krank

Vor allem die Ungewissheit schnürt die Kehle zu und schlägt auf den Magen. Skandale können nur da entstehen, wo etwas vertuscht oder bewusst verschwiegen wird und der Verbraucher damit über die tatsächlichen Zusammenhänge im Unklaren bleibt. Doch auch das muss bedacht werden: Die zunehmenden Ernährungsinformationen und Ernährungsdiskussionen können zur Desorientierung und Verunsicherung des Verbrauchers beitragen. Die Kritik der Bevölkerung an der Ernährungsinformation hat in den letzten Jahren deutlich zugenommen, wobei vor allem die Widersprüchlichkeit der Aussagen als negativ bewertet wird. Doch wer greift ein, wenn unsinnige Ernährungsempfehlungen veröffentlicht werden und Falschmeldungen durch die Medien gehen? Kann die Wissenschaft als Autorität überhaupt mit einer Stimme sprechen oder, was noch wichtiger ist, glaubt man ihr dann auch? Wie weit Bevölkerung und Wissenschaft (noch) auseinanderliegen, zeigt folgende immer wieder zitierte Risikobewertung.

Rangliste der Risiken beim Essen

Aus der Sicht des Verbrauchers:

1. Umweltschadstoffe
2. Zusatzstoffe
3. Eigenes Ernährungsverhalten
4. Krankmachende Mikroorganismen
5. Natürliche Giftstoffe

Aus der Sicht der Wissenschaft:

1. Ernährung des Einzelnen
2. Krankmachende Mikroorganismen (zum Beispiel Salmonellen)
3. Natürliche Giftstoffe
4. Umweltschadstoffe
5. Zusatzstoffe

Wie gerne möchte man dagegen den wenigen positiven Botschaften wie »Fit for life« (»Fit fürs Leben«) oder den Jungbrunnenrezepten à la »Forever young« glauben. Lebensbejahende Titel schön und gut, doch auch hier wird nur mit Wasser gekocht, das heißt diätlos glücklich wird so leicht keiner. Die amerikanische »Strahlemann«-Mentalität kommt selbstverständlich nicht ohne Einschränkungen und Anstrengungen aus, nur wird sie eben anders verkauft. Ärgerlich ist allerdings, wenn insbesondere das »Fit for life«-Versprechen mit einer Fülle unbewiesener Spekulationen, grober Verstöße gegen physiologische Tatsachen und den gesunden

Menschenverstand sowie mit geschicktem Aufwärmen abgestandener Ernährungstheorien eher eine Anleitung zu »lebenslanger Fehlernährung« werden kann, wie es in einer Stellungnahme der Deutschen Gesellschaft für Ernährung heißt.

Andere Ernährungsratgeber fordern »zurück zur Natur« und propagieren entweder Rohkost total wie zu der Zeit, als es noch kein schädliches »Totkochen« der Nahrung durch Nutzung des Feuers gab, oder sie preisen die Steinzeitdiät an, die unseren Stoffwechsel angeblich genetisch auch noch heute bestimmt. Es gibt kein Ernährungskonzept und keine Esstheorie, zu der sich nicht irgendein Beweis finden ließe und Wissenschaftler zitiert werden könnten. Vielleicht verhelfen die folgenden Überlegungen zu mehr Durchblick und Ihnen zu Ihrem persönlichen Wohlfühl-Menü.

»Esskapaden« und ein Ausflug in die Geschichte der Lebensmittelverarbeitung

Die Geschmäcker sind bekanntlich verschieden, und Zusammensetzung wie Zubereitung der Mahlzeiten weltweit sehr unterschiedlich. Sogar innerhalb eines Landes gibt es regionale Spezialitäten, die wir heute im Zuge der allgemeinen Vereinheitlichung und Standardisierung des Geschmacks so gerne wiederentdecken, pflegen und erhalten wollen.

Der Mensch – ein vielseitiger Esser

Die Vielfalt der uns möglichen Ernährungsweisen ist nicht willkürlich, sondern hat System. Nur weil der Mensch ein Allesesser ist, konnte er die ganze Welt besiedeln und aus dem jeweils vorhandenen Nahrungsspektrum eine ihm bekömmliche Kost zusammenstellen. Die Anpassung an die jeweiligen Umwelt-, Lebens- und Arbeitsbedingungen stand dabei im Vordergrund.

Eine Frage bewegt in diesem Zusammenhang ganz besonders die Gemüter. Ist der Mensch tatsächlich von Natur aus ein Vegetarier und sein Fleischkonsum nur eine abartige Verirrung, die dringend einer gesellschaftlichen Reform bedarf? Der Ruf, durch vegetarische Ernährung die Welt besser zu machen, ist gerade in jüngster Zeit durch das Buch von Jonathan Safran Foer mit dem Titel »Tiere essen« wieder lauter geworden. Der bereits zitierte Ernährungshistoriker Professor Teuteberg nimmt zur vorangegangenen Frage grundsätzlich Stellung: »Anthropologen und Ethnologen sind aufgrund von Knochenresten und dem vergleichenden Studium von heute lebenden Menschenaffen zu der einhelligen Erkenntnis gekommen, dass der Urmensch kein reiner Vegetarier gewesen sein kann, sondern wahrscheinlich auch immer dann tierisches Eiweiß zu sich nahm, wenn er es erlangen konnte. Unter anderem zeugen sowohl das Gebiss als auch der Verdauungskanal davon, dass er im wahrsten Sinne des Wortes ein ›Allesfresser‹ war. Einige bekannte Thesen besagen, dass erst die regelmäßige Fleischbeschaffung im Rahmen der Jagd und des Fischfangs den aufrechten Gang und die folgenreiche Benutzung der Hände als Greifwerkzeuge, die Ausbildung des Großhirns und damit auch des Sprachvermögens bewirkt hat. Der Weg von der reinen Pflanzenkost zu einer mit tierischen Bestandteilen angereicherten Nahrung wird als weit reichender Fortschritt in der menschlichen Frühkultur interpretiert, da dies zur regelmäßigen Nutzung des Feuers und zur Anfertigung von Steinwaffen und schließlich von Steinwerkzeugen führte.«

Bessere Überlebenschancen mit Fleisch?

Der Übergang zum Fleischverzehr hing möglicherweise mit Veränderungen des Klimas zusammen. Fleischfresser konnten größere Fettpolster bilden und so die kälteren Perioden besser überstehen. Eine andere These geht davon aus, dass tierische Proteine höhere Überlebenschancen sicherten: Im Vergleich zu Pflanzeneiweißen können sie vom Organismus besser genutzt werden. Wohlgemerkt, es geht nicht um einen ausschließlichen Fleischverzehr, sondern um das insgesamt breitere Nahrungsspektrum und die dadurch verbesserte Ernährungsgrundlage.

Schon hier wird deutlich, dass es keine einheitlich-verbindliche Ernährungsweise für alle geben kann. Menschen essen nahezu alles, was auf diesem Planeten gedeiht. Es gibt Völker, die überwiegend tierische Lebensmittel verzehren, und solche, die hauptsächlich von pflanzlicher Nahrung leben. Die gewählte Ernährung muss jeweils in der Lage sein, den Energie- und Nährstoffbedarf ihres Essers zu decken.

Die Erklärung dafür, dass wir uns mit ganz unterschiedlichen Kostformen ernähren können, ist einfach. Es sind nicht einzelne Lebensmittel, die wir brauchen, sondern die in ihnen enthaltenen Nährstoffe wie Kohlenhydrate, Fette, Eiweiße, Wasser, Mineralstoffe und Vitamine. Im asiatischen Raum beispielsweise liefert Reis als Grundnahrungsmittel die energiespendenden Kohlenhydrate, die man in anderen Ländern aus Kartoffeln, Brot oder Teigwaren erhält. Ob Haferflocken mit Milch, Kartoffeln mit Ei oder Fleisch, Reis mit Fisch oder Bohnen mit Mais, die Eiweißversorgung stimmt in jedem Fall und ist auf die spezielle Lebens- und Umweltsituation der Menschen abgestimmt. Je vielseitiger die Mischung ist, desto sicherer ist auch die Nährstoffversorgung. Je begrenzter die Lebensmittelauswahl ist, desto schwieriger wird es, alle lebensnotwendigen Nährstoffe zu sich zu nehmen. Jede einseitige Kost birgt daher die Gefahr eines Mangels – übrigens nicht nur an Nährstoffen, sondern auch an Geschmackserlebnissen. Auch Lieblingsgerichte werden langweilig, wenn es sie täglich gibt.

Die Nutzung des Feuers – ein gewaltiger Fortschritt für die menschliche Ernährung

Während in den Anfängen der menschlichen Geschichte die Nahrungszubereitung zunächst nur das Trennen von genießbaren und ungenießbaren Bestandteilen und das Zerkleinern der Nahrung umfasste, gelang durch die Verwendung des Feuers ein ganz entscheidender Fortschritt. Viele

Tier- und Pflanzenbestandteile werden durch das Erwärmen erst genießbar und vielfach auch schmackhafter als im rohen Zustand. Das verfügbare Rohstoffpotential für die Ernährung des Menschen optimal nutzbar zu machen ist daher grundlegendes Ziel der Lebensmittelverarbeitung. Nach Möglichkeit sollen dabei alle Verarbeitungsschritte auf die Erhaltung und Verbesserung der Lebensmittelqualität ausgerichtet sein.

Durch die Verarbeitung wird bei vielen Lebensmitteln eine bessere Ausnutzung der Inhaltsstoffe erreicht, und die Bekömmlichkeit sowie der Genusswert werden erhöht – beispielsweise beim Garen von pflanzlichen und tierischen Produkten. Kartoffeln müssen durch Erwärmen (Kochen, Backen etc.) genießbar gemacht werden, da Kartoffelstärke im rohen Zustand nicht verdaulich ist. Bestimmte Vitamine können durch Kochen vollständiger verwertet werden. Bekanntlich kann der Körper aus gedünsteten Möhren das Beta-Carotin (Provitamin A) am besten aufnehmen. Auch das sehr gesunde Tomaten-Carotin Lykopin kann aus verarbeiteten Lebensmitteln wie Saft, Suppen und Soßen vom Körper wesentlich besser genutzt werden als der rote Tomatenfarbstoff aus der frischen, unverarbeiteten Rohware.

Durch Wärmeeinwirkung verändertes Eiweiß ist den menschlichen Verdauungsenzymen vielfach leichter zugänglich als rohes Eiweiß. Kochen und Säuern verbessert bei vielen Lebensmitteln die Eiweißverdaulichkeit. Bekannt ist auch die Entfaltung und Verbesserung von Geschmackseigenschaften durch wärmetechnische Verarbeitungsverfahren. So werden durch Erwärmen wertvolle Geruchs- und

Geschmacksstoffe freigesetzt. An der Ausbildung typischer Aromaeigenschaften sind charakteristische lebensmittelchemische Umsetzungen beteiligt, wie sie zum Beispiel beim Braten und Backen entstehen.

Lebensmittelverarbeitung erhöht den Genusswert und die Verfügbarkeit vieler Nährstoffe.

Man kann nicht alles roh essen

Ein weiterer wichtiger Gesichtspunkt ist die Inaktivierung unerwünschter Substanzen durch Wärmeeinwirkung. So hemmen bestimmte natürlich vorkommende Lebensmittelinhaltsstoffe, so genannte Inhibitoren, die Ausnutzung von anderen Nahrungsbestandteilen. Ein Beispiel dafür ist das im rohen Hühnereiklar vorkommende Protein Avidin, das die Ausnutzung von Biotin, einem Vitamin der B-Gruppe, hemmt. Der Verzehr von rohen Eiern ist also abzulehnen. Der so genannte Trypsininhibitor, ein Hemmstoff in rohen Sojabohnen, blockiert das eiweißspaltende Enzym Trypsin und hemmt dadurch die Eiweißverdauung im Körper. Durch Erhitzen (Kochen, Rösten etc.) wird dieser Hemmstoff jedoch unwirksam gemacht.

Auch Fragen nach der Belastung unserer Nahrung mit Fremdstoffen müssen diskutiert werden, da bis zum Verzehr durch verschiedene Vor- und Zubereitungsverfahren Rückstände vermindert werden können. Nicht zuletzt muss der Einfluss des Faktors Temperatur unter mikrobiologisch-hygienischen Gesichtspunkten gesehen werden. Je höher Lebensmittel, zum Beispiel Fleisch und Fleischerzeugnisse, erwärmt werden, desto weniger Mikroorganismen können überleben. Thermische Verfahren führen zu einer erhöhten Haltbarkeit.

Wärme richtig dosiert

Die Anwendung von Hitze hat entscheidende Vorteile für die menschliche Nahrungsversorgung gebracht. Den positiven Einflüssen von Wärme auf das Lebensmittel steht gegenüber, dass jeder Verarbeitungsschritt einen mehr oder weniger starken Eingriff in das Gesamtgefüge darstellt. Inhaltsstoffe, das heißt Eiweiße, Fette, Kohlenhydrate, Vitamine und Mineralstoffe, aber auch die Nichtnährstoffe wie Geruchs- und Geschmackssubstanzen sind unterschiedlich verarbeitungsempfindlich – nicht selten sind damit Verluste verbunden. Deshalb sollen wir ja beispielsweise Gemüse nicht weich kochen, sondern mit Biss garen. Dünsten und Dämpfen sowie das Garen im Wok (asiatisches Universalgargerät) sind gute Beispiele dafür, wie sich die Ziele eines Ernährungswissenschaftlers und eines Genießers vereinbaren lassen. Wer das beherzigt, erspart sich auch das Nachsalzen bei faden, ausgelaugten – »zerkochten« – Speisen.

Fazit: In einer bunt gemischten Ernährung ergänzen sich rohe und gekochte sowie pflanzliche und tierische Lebensmittel zu einer schmackhaften, verträglichen und vollwertigen Kost.

Das moderne Lebensmittelsortiment erlaubt einen größeren Spielraum für Genuss und Abwechslung beim Essen.

Genügend Nahrung für alle durch Industrialisierung der Lebensmittelverarbeitung

Die Industrialisierung Mitte des 19. Jahrhunderts führte nicht nur zu einer ungeheuren Expansion von Bergbau, Technik und Chemie, sondern auch zur Gründung zahlreicher Fabriken der Lebensmittelverarbeitung. Praktisch alle Lebensmittelgruppen wurden gleichzeitig davon erfasst. Anstoß war in erster Linie die Suche nach Lebensmitteln, die praktisch überall verfügbar und über einen längeren Zeitraum lagerfähig sind. Der Ausbau des Transportnetzes ermöglichte es, größere Entfernungen zurückzulegen, denn die Wege zwischen Erzeuger und Wochenmarkt wurden länger. Insbesondere in den Städten wurde es immer schwieriger, ausreichend Nahrung im eigenen Anbau zu ziehen. Die althergebrachten Möglichkeiten der Konservierung wie das Dörren oder Sauereinlegen von Obst und Gemüse, reichten zur Deckung des Nahrungsmittelbedarfs bei weitem nicht mehr aus.

Der technische Fortschritt des Apparatebaus erlaubte die Herstellung von Fleischextrakten, Brühwürfeln und Suppenwürzen und begründete somit den Siegeszug der Suppenindustrie. Auch bei den Getreidemühlen, die zunächst mit

Dampf, später mit Elektrizität betrieben wurden, zeichnete sich eine immer stärkere Rationalisierung ab. Große Mengen an Mehl standen jetzt zur Verfügung, so dass in Fabriken Brot gebacken werden konnte. Die Konservenindustrie bahnte sich ihren Weg, als es möglich wurde, Lebensmittel in Weißblechdosen zu sterilisieren. In Molkereizentralen wurde Milch gesammelt und zur längeren Haltbarmachung wärmebehandelt. Mit der Erfindung der Margarine wurde die steigende Nachfrage nach einem billigeren Streichfett befriedigt.

Mit dem technischen Fortschritt eröffneten sich neue Dimensionen, als es gelang, einzelne Nahrungsbestandteile zu isolieren. Aromen und Farbstoffe sowie viele andere technologisch wichtige Hilfsstoffe wurden entwickelt. Während in den Anfängen der Nahrungsmittelindustrie noch die physikalischen Methoden, zum Beispiel die Anwendung von Wärme, überwogen, gewann die Lebensmittelchemie immer mehr an Bedeutung. Infolge der industriellen Verarbeitung entfernten sich die Produkte aber auch zunehmend vom ursprünglichen Lebensmittel und wurden nach und nach verfeinert.

Während die Verpackung anfänglich noch äußerst einfach gestaltet war, wurde sie mit der fortschreitenden Produktentwicklung graphisch immer aufwändiger und somit zu einem echten Werbeträger.

Zu viel des Guten?

Die Entwicklung der Marktstrukturen nach dem Zweiten Weltkrieg, insbesondere die neuen Selbstbedienungsläden, forderten ganz bestimmte Qualitätskriterien: Ein Supermarktartikel muss gut lagerfähig und stapelbar sein. Das Produkt soll eindeutig deklariert und gut zu erkennen sein, damit der Käufer sich in der noch nie gekannten Fülle überhaupt zurechtfinden kann.

Die technische Entwicklung schritt immer schneller voran und machte praktisch alles möglich. Das »Chemielabor als Küche der Zukunft« kann heute Nahrung aus allen denkbaren und undenkbaren Zutaten bereitstellen. Food-Design ist der neue Begriff für Produktentwicklung. Zum gelernten Koch kommen der Lebensmitteltechnologe, der Diplomchemiker und der Aromafachmann. Sie kreieren, wie oft befürchtet und der Nahrungsindustrie vorgeworfen wird, die allerdings überzeichnete Zukunftsvision der Ernährung »vom Labor frisch auf den Tisch«.

Es ist verständlich, wenn viele den Weg ins künstliche Schlaraffenland besorgt als Irrweg bezeichnen. Es ist ja auch schwer verständlich, dass gerade dort, wo es ohnehin mehr als genug zu essen gibt, die meisten neuen Produkte entwickelt werden. Viele unserer heutigen Waren sind schlicht überflüssig.

Insgesamt ist ein Umdenken bei der Produktentwicklung und Lebensmittelproduktion dringend notwendig im Sinne von »Qualität statt Quantität«. Wir kommen mit weniger verarbeiteten, umweltschonend hergestellten und sparsam verpackten Lebensmitteln weitaus besser über die Runden.

Achten Sie auf die Qualität! Richtig einkaufen und essen auf einen Blick

- Bevorzugen Sie frische, möglichst wenig verarbeitete Lebensmittel.
- Verlassen Sie sich mehr auf Ihre Nase! Denn das beste Erkennungszeichen für optimale Ware ist nicht ihr makelloses Aussehen, sondern ein feines Aroma.
- Bevorzugen Sie Produkte aus der Region, die wegen der kürzeren Transportwege meist frischer sind.
- Genießen Sie Obst und Gemüse nach den Jahreszeiten! Sie sind in aller Regel aromatischer, frischer und oft preisgünstiger als solche, die lange Lagerzeiten und Transportwege hinter sich haben. Damit tragen Sie nebenbei auch zur Schonung der Umwelt bei.
- Bevorzugen Sie, wo immer es geht, Lebensmittel aus ökologischem Anbau und artgerechter Tierhaltung. Sie haben meist einen besseren Geschmack und enthalten weniger Rückstände. Zudem leisten Sie damit einen Beitrag zum Umwelt- und Naturschutz.
- Seien Sie sorgfältig bei der Lagerung und Zubereitung der Lebensmittel. Das schützt vor Lebensmittelvergiftungen und erhält die Vitamine und den Geschmack.
- Achten Sie bei Fertigprodukten auf die Zutatenliste. Wählen Sie nur solche mit einer eindeutigen und offenen Deklaration.
- Kaufen Sie frische Produkte, also Brot, Kartoffeln, Gemüse, Obst, Fisch, Eier, Milchprodukte und Fleisch möglichst nur im Fachgeschäft und auf dem Wochenmarkt oder beim

Erzeuger ein. Lebensmittelkauf ist Vertrauenssache. Als Stammkunde sind Sie sicherlich gut beraten. Fragen Sie nach der Herkunft der Lebensmittel, und achten Sie auf Qualitätshinweise und Prüfsiegel.

- Ein vielseitiger Speiseplan stellt die Nährstoffversorgung sicher, ermöglicht genussvolles Essen und schützt vor Schadstoffbelastungen.

3. Mut zum Genuss: Wie Sie das ewig schlechte Gewissen beim Essen über Bord werfen können

Wer unbeschwert genießen möchte, darf vor allem nicht alles glauben, was uns an Ernährungsrisiken eingeredet und aufgetischt wird. Nicht jedes Kilo über normal ist gleich ungesund. Und wiederholtes und strenges Diäthalten – oft verbunden mit dem gefürchteten Jo-Jo-Effekt – schadet mehr als ein konstantes Gewicht, auch wenn es leicht über der Norm liegt. Auch über Alkohol, Cholesterin, Kochsalz und Haushaltszucker existieren mehr Missverständnisse und Halbwahrheiten, als es für ein gesundes Genießen zuträglich und bekömmlich ist. Ebenso ist der Begriff »ernährungsabhängige Krankheiten« zu überdenken.

Richtig ist dagegen, von »ernährungsmitbedingt« zu sprechen. Schließlich kommt es insgesamt auf die genetische Veranlagung und die Lebensführung wie -haltung an.

Allerdings können wir Essen und Trinken sowie unser persönliches Bewegungsmaß weitgehend selbst bestimmen und somit positiv auf Wohlbefinden, Leistungsfähigkeit und Gesundheit Einfluss nehmen. Je mehr Genuss und Spaß dabei mitspielen, desto besser! Lösen Sie sich von Ihrem unterschwelligen schlechten Gewissen beim Essen. Am besten fangen Sie gleich beim Ernährungsthema Nr. 1, den Schlankheitsdiäten an, die bei der Esslust ebenso Spielverderber wie Wegbereiter von noch bedauernswerteren Essstörungen sind.

Essstörungen – der krasseste Fall von Genussunfähigkeit

Die Kehrseite des Schlankheitswahns sind Essstörungen wie Anorexia nervosa (Magersucht) und Bulimia nervosa (Bulimie oder Ess-Brech-Sucht). Hinzu kommt die neue Essstörung Orthorexia nervosa – also krankhaftes Gesundessen. Nicht Appetit auf Schmackhaftes, Genuss oder gar echter Hunger bestimmen dabei das Essverhalten der Betroffenen. Vielmehr beherrscht bei ihnen die Angst vor Kalorien und Gewichtszunahme oder die übertriebene Fixierung auf Gesundheit ihr Essen und ihre Lebensmittelauswahl. Diese Angst gipfelt schließlich in rigiden Verboten, die nicht eingehalten werden können, bis dann in der Fressattacke die strenge Kontrolle total zusammenbricht. Umso schlimmer sind die anschließenden Schuldgefühle, wieder einmal versagt zu haben. Dabei sind wir ja beileibe nicht willenlos, sondern vielmehr oft tragisches Diätopfer in einer schlank-schönen Gesellschaft, deren Bild sich allerdings wandelt. Wie viel Selbsterkenntnis und -bewusstsein sind eigentlich nötig, um gegen die Diktatur des kollektiven Diäthaltens und modisch-ästhetischen Schlankheitsideals ankämpfen zu können? Sollte Idealgewicht nicht sein, was man selbst als angenehm empfindet und nicht, was andere einem diktieren?

Mir hat im Zusammenhang mit dem ganzen Diätstress und Diätfrust übrigens die folgende Geschichte besonders gut gefallen. Sie stammt aus dem sehr lesenswerten und amüsanten Anti-Diätbuch von Rachel Swift mit dem gewöhnungsbedürftigen Titel: »Wie Sie absolut einzigartig umwerfend schön sein können«. Es handelt sich bei dem Zitat um einen Brief eines Diätpatienten an seinen Arzt im Jahr 1925: »Sir, ich bin Ihrer Verordnung gefolgt, als ob mein Leben davon abhinge, und habe festgestellt, dass ich während des vergangenen Monats drei Pfund oder ein wenig mehr verloren habe. Aber um dieses Resultat zu erzielen, musste ich meinem Geschmack und meinen Gewohnheiten so viel Gewalt antun – will sagen, ich habe sehr gelitten, dass ich Ihnen zwar meinen besten Dank für Ihre freundlichen Anweisungen ausdrücke, aber des Weiteren auf alle sich aus ihnen ergebenden Vorteile verzichte und mich für die Zukunft ganz in die Hände der Vorsehung begebe.«

Keine schlechte Entscheidung, wenn man bedenkt und weiß, wie wenig Dauererfolg den (Dauer-)Diätern im ewigen Kampf beim Auf und Ab auf der Gewichtsskala bis heute beschert ist und dass viele ihre mühsam abgespeckten Pfunde obendrein mit Zinsen zurückbekommen. Viele Prominente sind bereits von der Diätfront desertiert. Sie sehen, das Diätdilemma ist weder neu, noch sind Sie allein, und am allerwenigsten ist eine einfache Patentlösung in Sicht.

Auch die übertriebene Fixierung auf Gesundheit beim Essen kann eine Essstörung sein.

Kaufen Sie zwanghaft Zeitschriften und Bücher mit Schlankheitsdiäten?

Euphorische Werbetexte machen aus jeder neuen Diäterfindung den ultimativen Durchbruch. Hat das trotzdem bei Ihnen alles nichts genützt? Bestimmt versuchen Sie es weiter, weil Sie meinen, eines Tages müssten Sie ja mal die richtige Diät erwischen.

Ich selbst bin noch mit der Volksweisheit aufgewachsen, dass Brot, Kartoffeln und Nudeln dick machen. Später postulierten Ernährungswissenschaftler, dass dies völlig falsch sei, und schrieben den Fetten die Dickmacher-Rolle zu. Mittlerweile sind wieder Kohlenhydrate die »bösen« Kalorien. Daraus – je nach unterschiedlicher Schuldzuweisung als Schlank- oder Dickmacher – die sattsam bekannten »Entweder-oder-Diäten« wie »low fat« oder »low carb« abzuleiten ist keinesfalls das Gelbe vom Ei. Egal, ob Sie viele Eier und riesige Steaks essen und in Sahne und Butter schwelgen dürfen oder ob man Sie im Gegenteil auf trockenes Brot, Kartoffeln, Reis oder Nudeln – allerdings ohne üppige Soße – setzt, nach einer Weile werden Sie beides nicht mehr sehen können.

Welcher Mensch mit Geschmack erträgt zudem die unzähligen Modediäten, die von einzelnen angeblich besonders schlankmachenden Lebensmitteln ausgehen wie Eierdiät, Zitronensaftkur, Ananas- oder Grapefruitdiät oder gar die flüssigen Ersatzmahlzeiten (Diätpulver zum Anrühren mit Wasser)? Dauerdiäter macht das ganze Diätdurcheinander in ihrem Leben auch konfus im Denken. Wie sonst könnte man verstehen, dass Diätbesessene fast alles glauben – zum Beispiel an Lebensmittel mit »negativen Kalorien«, die angeblich mehr Kalorien verbrennen sollten, als sie enthalten. Wenn man das entsprechende Buch gekauft hat, erfährt man schließlich, dass es sich um verschiedene von Natur aus kalorienarme Gemüse handelt, die bei einem Anteil von etwa 25 Prozent an der Ernährung selbstverständlich die Kalorienzufuhr im Vergleich zu einer üblichen, (meist) fettreichen Durchschnittskost durchaus etwas strecken. Wie gut, dass gleich auch Tipps in Richtung kontrollierter fettbewusster Ernährung mitgeliefert werden. Nicht selten werden so ganz normale Rezepte als besonderes Geheimnis verkauft.

Lachen ist die beste Medizin – obwohl es manchmal eher zum Weinen ist

Selbstverständlich ist das Schlankheitsideal auch ideal für das Geschäft mit allen möglichen Schlankheitsmitteln – von kurios über ärgerlich bis gefährlich. Besonders geschmunzelt habe ich über eine Anzeige, die wirklich zum Nachdenken anregt und für den Kauf eines neuen Fett-Fressers aus dem Meer wirbt. »Haben Sie schon einmal einen übergewichtigen Fisch gesehen? Oder eine Muschel mit ein paar Kilos zu viel?« Zugegeben, ich weiß nicht, ob es auch für Meerestiere Normalgewichtstabellen gibt. Aber was soll diese Skepsis, wenn versprochen wird, dass man mit diesem Mittel richtig gut essen und trotzdem abnehmen kann, da das Nahrungsfett rechtzeitig abgefangen wird. Angeblich hat sich schon einmal eine Diäterfinderin mit einer ähnlichen Frage für Fleisch als gutes Nahrungsmittel zum Abnehmen stark gemacht: »Haben Sie je einen fetten Tiger gesehen?«

Beim Thema Schlankheit versagt der gesunde Menschenverstand

Fettbremse, Fettwandler, Fett-weg-Kapsel, Speck-Killer – wenn diese Mittel wirklich alle wirken würden, gäbe es doch bald kein Geschäft mehr mit den gutgläubigen und vom Diätfrust geplagten Adipösen, das heißt Fettleibigen. Beliebt ist auch die Werbung mit der Schlankkraft der Zitrusfrüchte, deren fettlösende Eigenschaft ja jede Hausfrau von den in diesem Fall wirklich wirksamen Haushaltsreinigern kennt. Aber »Fett in den Speckpolstern aufbrechen und aus dem Körper transportieren« oder sogar dafür sorgen, »dass das Fett nicht wiederkommt« – wie soll das eigentlich funktionieren? Dieses (leere) Versprechen ist noch nicht einmal eine saure Zitrone wert. So wundert es nicht, dass offenbar vom selben Anbieter unter gleicher ausländischer Telefonnummer und mit identischen Vorher-Bildern (nur die Nachher-Bilder wurden ausgetauscht?!) auch ein weiteres altbekanntes Hausmittel in Form von Apfelessig-Kapseln als »die natürlichste Fettbremse aller Zeiten« bestellt werden kann. »Vergessen Sie andere Enttäuschungen«, heißt es in der Anzeige dazu. Ist damit eigentlich das andere angeblich unglaubliche Sensationsmittel von ein und demselben Anbieter gemeint?

Und wem das alles noch nichts gebracht hat und wer aus dem Schaden immer noch nicht klug geworden ist, der kann es ja einmal damit versuchen: Besonders in Asien beliebt ist eine Schlankseife (soll die etwa das Fett aus dem Unterhautfettgewebe herauslösen und von der Haut abwaschen?). Lassen Sie sich einwickeln, um Schlackenstoffe buchstäblich auszupressen, oder verwenden Sie Duftpflaster, deren Aroma angeblich den Appetit auf Süßes zügelt. Da fällt mir der bissige Kommentar ein: »Vielleicht sollte sich ein hoffnungsloser Nimmersatt das Pflaster besser auf den Mund kleben!«

In der leidvoll komischen Tragikomödie Schlankheitswahn ist praktisch nichts unversucht geblieben, den Menschen ihre angebliche Abnormität vor dem Hintergrund eines falschen Ideals vorzuhalten, um sie dann von ihren vermeintlichen und echten Überpfunden zu befreien. Wen wundert es da noch, dass manchmal nur das Bankkonto abnimmt, weil das Interesse am Portemonnaie des Übergewichtigen eben größer ist als das, ihm wirklich auf Dauer zu helfen. Schließlich sind die ewig Erfolglosen die besten Dauerkunden im nie versiegenden Schlankheitsgeschäft.

Wie dick muss es eigentlich noch kommen? Dick durch Diät? Doof durch Diät(-Wahn)? Also doch: »Dick, doof und arm«, wie ein kritischer aktueller Buchtitel lautet? Es geht immer weiter. Wussten Sie, dass einige sogar schon mit Bandwurmeiern in Kapseln (mit welcher Inhaltsstoffdeklaration auch immer) gegen ihre Pfunde und damit gegen sich selbst gekämpft haben?

Im Grunde ist alles ganz simpel: Wer mehr isst, als sein Körper verbraucht, nimmt zu. Wer weniger isst, nimmt ab.

Gibt es den Königsweg aus dem Diätfrust zur Esslust?

Wie machen es eigentlich die Schönen und Reichen, Politiker und Prominente – kurzum all diejenigen, die sich scheinbar ständig mitten auf dem gefährlichen Glatteis des verführerischen Feinschmeckerparadieses bewegen müssen, möglichst ohne in die reichlich vorhandenen Fettnäpfchen zu treten? Diese Frage erinnert mich an die High-Society-Diät, von der meines Wissens der Satiriker Gabriel Laub vor vielen Jahren einmal erzählte. Sinngemäß geht diese Luxusdiät so:

1. Tag: Rehrücken mit Steinpilzen
2. Tag: Soufflierter Steinbutt mit weißen Trüffeln
3. Tag: Hummer, Kaviar und Champagner satt

Am 4. Tag ist das Haushaltsbudget für Lebensmittel für den ganzen Monat aufgebraucht. Deshalb gibt es dann bis zum Monatsende nur noch Wasser und Brot. Ja, so einfach können Diäten auch sein.

Kommen wir zurück zu denen, die in der Öffentlichkeit oder im Rampenlicht stehen. Natürlich haben sie dieselben Probleme wie du und ich. Wer kein Kostverächter ist, kämpft mit den Pfunden. Wer allzu oft vom Feinsten isst, sehnt sich nach deftiger Hausmannskost. Wenn man mal über die Stränge schlägt, hilft am besten der Bewegungsausgleich oder einfach ein Obsttag, eventuell auch gleich zwei davon. Das erfrischt und verfeinert gleichzeitig die Zunge, das heißt man wird sowohl vom Kalorienkonto als auch vom Geschmacksempfinden wieder aufnahmefähiger für neue Genüsse.

Auch solche Empfehlungen werden sicherlich besonders gerne gelesen: »Je öfter Sie essen, desto schlanker werden Sie«. Damit ist letztlich nichts anderes als die alte Lehrbuchweisheit gemeint: »Lieber häufig am Tag wenig essen als selten viel.« Dem widersprechen wiederum Mediziner, die mit jeder Mahlzeit eine dem Fettabbau entgegenstehende Insulinausschüttung verbinden. Und auch jene Ernährungspsychologen, die meinen, dass Übergewichtige zum Teil Schwierigkeiten damit haben, eine Mahlzeit (rechtzeitig) zu beenden. Dieses Problem vergrößert sich zwangsläufig bei fünf anstatt drei Mahlzeiten.

Sie sehen, eine Patentlösung für alle gibt es nicht. Probieren geht über Studieren. Allerdings zeigt sich ganz in Übereinstimmung mit den Ende 2010 veröffentlichten Ergebnissen der umfangreichen DIOGENES-Diätstudie, dass die Kombination aus Proteinbetonung beim Essen und Mäßigung bei der Kohlenhydratzufuhr insbesondere bei schnell verfügbaren Zuckern und Stärke der beste Weg ist, schlank zu bleiben. Regelmäßige Bewegung stabilisiert den Erfolg. Konkret bedeutet dies reichlich Grünzeug zu Fisch und Fleisch und weniger Sättigungsbeilagen. Und bevor ich jetzt einen nicht enden wollenden Expertenstreit heraufbeschwöre, komme ich lieber gleich zum Kern beim gegenwärtigen Diätdilemma.

Wollen wir schlank oder schön sein?

Wer von Berufs wegen schön sein muss, quält sich häufig am meisten. Das sind die ohnehin schon überschlanken Models, die ihre Gürtel trotzdem noch enger schnallen müssen und ihren stark gezügelten Hunger nur mit Miniportionen stillen dürfen. Models wurden im Laufe der Jahrzehnte immer dünner. Das Diätdiktat brachte es mit sich, dass viele Models so gefährlich untergewichtig sind, dass sie mit dem dauernden Risiko leben, essgestört zu werden. Umso bedenklicher ist es, wenn solche falschen Ideale Zielvorgabe für die breite Masse – vor allem Jugendliche – werden und alle einem solchen Bild hinterherlaufen. Bereits vor einigen Jahren brachte die Kampagne eines Unternehmens, das dem Aussehen verpflichtet ist, nämlich »The Body Shop«, die Sinnlosigkeit auf den Punkt: »Es gibt 3 Milliarden Frauen auf der Welt, die nicht aussehen wie Supermodels. Nur 8 von ihnen sehen so aus.« Müssen wir also nicht erst einmal eine andere Vorstellung von Schönheit entwickeln? Doch die Trendwende hat längst stattgefunden: Rund kommt gut an. Selbst Modedesigner und Frauenzeitschriften präsentieren plötzlich mollige Models: Oversize-Model statt Hungerhaken.

Weltweit wird mehr Geld für modische Kleidung und Kosmetika als für Lebensmittel ausgegeben. Dabei ist gesundes

Essen die beste Kosmetik von innen. Es ist immer das Gleiche: Die meisten finden sich zu dick und richten ihre Selbstkritik vor allem gegen den Bauch. Oft stimmt das eigene Körperbild gar nicht einmal mit der Realität überein, das heißt die meisten sind schöner als sie denken.

Eine Untersuchung aus dem Jahr 1997 zeigte, dass 56 Prozent der Frauen und 43 Prozent der Männer ein gestörtes Verhältnis zu ihrem Körper haben. Schuldige sind schnell ausgemacht: Die Medien präsentieren Ideale, die für die meisten unerreichbar sind. Bekanntlich lastet auch auf Männern, die erfolgreich sein wollen, mittlerweile der Druck vom Schlanksein-Müssen. Der Wohlstandsbauch ist absolut out und gesundheitlich obendrein schädlicher als die so genannten Problemzonen der Frau. »Trotzdem gibt es sie: die Menschen, die in keine Schönheitsnorm passen und doch zufrieden sind«, so nachzulesen in der Kolumne »Im Gespräch« des Hamburger Abendblatts vom 29. Januar 1999 zum Thema »Schönheit«. – »Was sie von den anderen unterscheidet? Sie haben ein stabiles Selbstwertgefühl. Das legt vor allem einen Schluss nahe: Schön ist, wer zufrieden ist.«

In diesen Zusammenhang passt die Erkenntnis des Schriftstellers Christian Morgenstern (1871–1914): »Der Körper ist der Übersetzer der Seele ins Sichtbare.« Wenn das stimmt, wird automatisch schöner, wer sich mehr um die Seele als um den Körper kümmert. Essen steht in Verbindung zu beiden, oder besser gesagt brauchen wir Nahrung für beide. Essen und Trinken hält bekanntlich Leib und Seele zusammen. Wer den Bedürfnissen von beiden nicht gerecht wird, kann beim Essen und mit sich selbst nicht wirklich glücklich werden.

Halten wir fest: Dauerdiäten und Figurstress sind was für Leute von gestern.

Ganz locker kommen Sie leichter zum Ziel.
Laufen Sie Ihren Pfunden davon.

Das Leitbild der vitalen, lebensfrohen Schönheit

Normal ist Durchschnitt. Aber schlapp und dicklich sein möchte letztendlich trotz des neuen Figurbewusstseins der Molligen auch niemand. Die viel diskutierte Äußerung von Kate Moss »Nichts schmeckt so gut, wie Dünnsein sich anfühlt« ähnelt der gewichtigeren Aussage von Supermodel Cindy Crawford, dass das, was alle so bewundern, das Resultat extrem harter Arbeit (das körperliche Training eingeschlossen) sei.

Schönsein wird künftig wohl stärker an ein gesundes Äußeres geknüpft werden – der »Heroin-Chic« hohlwangiger Models ist als Schönheitsideal rückläufig, ebenso die damit verbundenen fragwürdigen und ungesunden Methoden. Amerikanische Ernährungs- und Gesundheitsexperten fordern bereits ein Zulassungsverbot für solche »Kleiderständer-Models« mit einem Körpermaß an der Grenze zum Untergewicht.

Wer kennt nicht jene unnachahmliche Parodie des Komikers Michael Mittermeier, der aus den kraftlos dahingehauchten Worten eines Models statt dem Namen des Parfüms, für das sie werben soll, den ähnlich klingenden Hilferuf heraushört: »Was zu essen!«

Lachen Sie einmal ganz herzhaft und so tief aus Ihrem Inneren heraus, dass es den ganzen Körper in Bewegung bringt. Das fördert die Durchblutung von Haut und Gehirn, macht glücklich und kurbelt sogar den Energieumsatz etwas an. Kurzum: Lachen ist gesund, tut gut und macht sogar schön. Sollte man allein deshalb die ganze traurige und verbissen ernste Diätliteratur nicht besser durch amüsante, satirische Diätgeschichten sowie mit flotter Feder geschriebenes Kulturgeschichtliches zum Thema Essen und Trinken ersetzen? Der Lernerfolg ist sicherlich größer – der Zugewinn an Lesevergnügen und Lebensfreude sowieso. Und keine Angst: Es schadet keinem, der bisher einem falschen Ideal hinterhergelaufen ist, wenn er sich einmal von einem Karikaturisten den Spiegel vorhalten lässt. In der Überzeichnung liegt manchmal erst die Chance zur Wiedererkennung und -erlangung der Realität. Auf vergnügliche Art lässt man sich eben leichter auf den Boden der Tatsachen zurückholen.

Die Gegenbewegung findet statt:
Oversize-Models statt Hungerhaken.

Die Fit for Fun-Generation

Nach diesem philosophischen Exkurs möchte ich noch einmal zum neuen Schönheitsideal zurückkommen. Ein gesundes Äußeres strahlt etwas aus: vitale und lebensfrohe Schönheit. Sie ist nicht mehr an eine bestimmte Gewichtsnorm gebunden. Neben dem magergewichtigen Model-Ideal werden sich gesunde »normalgewichtige und sportlich schlanke Ideale« behaupten.

Vor diesem Hintergrund sind zwei Tatsachen zu begrüßen: Die schlanke (aber nicht magere) sportliche Figur ist heute eindeutig das Attraktivitätsideal in der Bevölkerung. Das gilt für Frauen und Männer gleichermaßen. Besonders erfreulich ist, dass gerade junge Menschen – die sogenannte »Fit for Fun-Generation« – häufig auch sportlich aktiver sind, um ihre Figur zu halten und nicht (nur) auf Kalorientabellen und ständige Schlankheitsdiäten zu setzen.

Allerdings besteht wie bei allen Dingen im Leben die Gefahr darin, dass auch mit dem Sport übertrieben wird. Sich dabei an seinem persönlichen Wohlbefinden zu orientieren ist ebenso wichtig, wie die Wohlfühl-Grenze beim Essen im Auge zu behalten. »Balancing« könnte die neue Erfolgsformel werden im Sinne eines Ausgleichversuchs von teilweise gegensätzlichen Anforderungen und Ansprüchen. Persönliche Schwächen und Grenzen werden gelassener hingenommen. Es muss nicht immer alles perfekt sein, aber ganz ohne eigene Anstrengung und Disziplin geht es eben auch nicht. Wer sich die Chancen zum Genießenkönnen möglichst lange erhalten will, wird diese dosierte und überlegte Genussempfehlung auch richtig verstehen und für sich umsetzen. Wer kennt nicht das beglückende Gefühl, wenn man eine persönliche Herausforderung angenommen und schließlich erfolgreich gemeistert hat?

Je weniger strenge Diäten man hält, desto besser kann man schlank bleiben.

Diätlos glücklich heißt nicht unbedingt auch glücklich mit seinem Gewicht

Ich möchte in diesem Kapitel unnötige Sorgen ausräumen. Das heißt aber nicht, dass Sie jetzt vollkommen sorglos durchs pralle Schlemmerleben gehen können. Mir geht es darum, die Spielregeln zu erleichtern, nicht aber darum, sie gänzlich abzuschaffen.

Körpergewicht und Psyche: Pfunde belasten genauso wie die Angst davor

Ausgeprägtes Übergewicht kann ebenso wie der Zwang zum Schlanksein erhebliche psychische Belastungen verursachen. Das betrifft nahezu alle Bereiche des beruflichen und privaten Lebens und kann bis zur sozialen Diskriminierung führen. Psychische Probleme können wiederum auch Wegbereiter der Adipositas (= Fettleibigkeit) sein. Fehlentwicklungen im Ernährungsverhalten reichen meist bis ins Elternhaus zurück. Übergewichtige Kinder lernen am Vorbild ihrer ebenfalls oft adipösen Eltern, die nicht selten auch im Bewegungsverhalten mit schlechtem Beispiel vorangehen. Handlungsbedarf besteht vor allem bei denjenigen Kindern und Jugendlichen, die aufgrund von Bewegungsarmut, Bequemlichkeit und ungesunder Esskultur zu dick sind. Psychische Probleme erwachsen wiederum aus dem Diätverhalten selbst: Wenn übertriebene Abnahmeversprechen nicht erreicht werden, wird das als persönliches Scheitern empfunden. Das Selbstwertgefühl der Kinder und Jugendlichen, die sich als Versager fühlen, leidet. Bei rigorosen Diätvorschriften mit rigider Kontrolle des Essverhaltens sind Essstörungen fast vorprogrammiert. Fazit: Ein neues, selbstbestimmtes Körperbewusstsein und flexible Schlankheitsstrategien – jedoch keine Diäten – sind gefragt. Für Kinder ist es immer noch am besten, wenn Mutter und/oder Vater einen gesundheitsfördernden Lebens- und Ernährungsstil vorleben.

Eine traurige Zwischenbilanz und ein ernstes Wort

Die Behandlung der Adipositas ist bekanntlich schwierig, langwierig und häufig erfolglos. Im Kampf mit den Pfunden ist der Rückfall die Regel. »Einmal Diät – immer Diät«, heißt es. Vermutlich greifen rund 130 Erbanlagen wie Zahnräder ineinander und verpassen jedem Menschen sein Format. Dieses robuste biologische System lässt sich später nur sehr schwer ändern. Gene, die einst Lebensretter während Hungersnöten waren und höchst effizient die Energie = Fettspeicherung begünstigen, können ihr Potential im Wohlstand und Überfluss nun voll entfalten. Die biologische Veranlagung sucht sich ihren Weg, und das biologisch bestimmte Körpermaß wird eifrig verteidigt. Während es in der Evolution hieß: »Iss möglichst viel, energiedichte, fettreiche und süße Nahrung, wann immer du kannst« (das heißt, wann immer diese Nahrung verfügbar war), müssen wir im Schlaraffenland diesen Überlebensregeln des Bauches mit Vernunft, das heißt mit dem Kopf, gegensteuern.

»Nicht zu viel, nicht ständig zwischendurch, weniger konzentrierte Energie (Fett und Zucker)!« Jeder Übergewichtige kennt solche klugen Ratschläge, die sein Essverhalten zügeln sollen, während der Steinzeitmensch nach der Devise lebte oder besser leben musste: »Suche, finde und iss«.

Ich beneide weder den Steinzeitesser noch den modernen Schlemmerparadiesbewohner. Während unsere Urahnen sich anstrengen mussten, um überhaupt genug zu essen zu bekommen, plagen uns heute ganz andere Sorgen. Uns fehlt schlicht und einfach die notwendige Bewegung und körperliche Aktivität in Beruf und Freizeit, um alle Segnungen der neuzeitlichen Speisekammer voll auskosten zu können. Wer (zu) viel hat, muss dosieren. Allerdings empfiehlt es sich, die Energiebilanz von beiden Seiten anzugehen. Die simple Formel FdH (»Friss die Hälfte«) sowie mehr oder weniger ständiges Diäthalten sind auf Dauer weder erfolgreich noch befriedigend.

Immer schön in Bewegung bleiben

Selbst kleinere Bewegungseinheiten während des Tages summieren sich und können helfen, einer unerwünschten Gewichtszunahme vorzubeugen. Die »Ungerechtigkeit«, dass manche scheinbar essen können was sie wollen und trotzdem schlank bleiben, hat nicht nur mit genetischen Stoffwechselunterschieden zu tun. Wer im Alltag insgesamt bewegungsaktiver ist, häufig seine Position wechselt, beim Telefonieren aufsteht, im Büro selbst zum Kopierer oder Aktenschrank geht, beim Musikhören »mitgeht«, hat es jedenfalls etwas leichter.

Manche Skeptiker meinen allerdings, dass die wirksamste Bewegung, die schlank hält, das Kopfschütteln sei, wenn einem nachgereicht und nachgeschenkt wird. Vielleicht rührt dieser Pessimismus, was den Nutzen von Sport betriff, daher, dass man früher ähnlich wie beim Essen auch bei der Bewegung auf unsinnige Kalorienmathematik setzte: Um die Kalorien einer Tafel Schokolade oder um ein Kilogramm Körperspeck zu verbrennen, müssen Sie sich so und so viele Stunden mit diesem oder jenem Sport abrackern, hieß es.

Mit der Fitness kommt das Ernährungsbewusstsein

Was für Leistungssportler vielleicht zur Einschätzung von Energieverbrauch und Energiereserven interessant ist, schreckt den bewegungsmotivierten Einsteiger eher ab. Persönlich beobachte ich übrigens bei meinen Seminaren mit Fitnesssportlern immer wieder, dass über den Bewegungseinstieg und den Spaß daran sich zunächst Körper- und Selbstbewusstsein verbessern und sich mit der Zeit automatisch auch das Essverhalten positiv verändert. Beim Schlankwerden haben Bewegungsgruppen den nachhaltigsten Gewichtserfolg (www.mobilis-programm.de).

Sie sehen, ich möchte Sie also ausdrücklich aktivieren, sich aufzuraffen, um aus der frustrierenden Diätsackgasse herauszukommen. Der größte Gewinn regelmäßiger körperlicher Betätigung besteht darin, dem Zunehmen vorzubeugen und

Abnahmeerfolge langfristig zu halten. Wie beim Essen gilt beim Trimmen: »Vielfalt statt Langeweile«. Anregungen und Möglichkeiten dazu gibt es jedenfalls so reichlich, dass selbst Sportlehrer sie nicht alle nutzen können. Doch vergessen Sie nicht: Wenn keine Freude dabei im Spiel ist, bleiben Sie auch nicht am Ball.

Essen Schlanke anders?

Was Überernährte alles falsch machen, weiß man scheinbar nur allzu gut. Sie essen zu allen möglichen Zeiten und an allen nur möglichen Orten. Sie essen und trinken ständig zwischendurch und vor allem viel zu schnell. Sie nehmen sich zu große Portionen und können keine Reste auf dem Teller lassen. Sie entwickeln beim Essen kein normales Sättigungsgefühl. Sie können Nahrungsangebote nicht ablehnen und lassen sich besonders gerne durch äußere Reize zum Essen und Trinken verleiten. Sie essen meistens dann, wenn die »Essenszeiten« eingeläutet werden und natürlich zusätzlich, wenn Langeweile, Einsamkeit und Kummer nach Überbrückung und tröstendem Ausgleich verlangen. Das Verhaltensrepertoire in solchen Situationen stammt zwar meist aus Kindertagen (»Süßigkeiten als Trostpflaster«), bedarf aber einer entscheidenden Erweiterung. Selbst Genießer sollten nicht nur auf kulinarische Freuden setzen, sondern auch nicht essbaren Dingen, die sie ebenso gerne mögen, einen neuen Stellenwert in ihrer Genusshierarchie geben.

Die beschriebenen »Verhaltensauffälligkeiten« findet man jedoch nicht nur bei offensichtlich Übergewichtigen. Schlanke, die eigentlich nur kontrolliert dünn sind, haben es einfach gelernt, ihr Essverhalten zu disziplinieren. Gezügelte Esser sind Dicke auf Diät, denen es mehr oder weniger gut gelingt, sich beim Essen zurückzuhalten. Der Grat zwischen erfolgreicher Selbstkontrolle beim Essen und körpereigener Gegenregulation ist allerdings schmal. Solchen Normalgewichtigen, die vom Inneren, das heißt aus dem Bauch heraus, zur Adipositas tendieren, wird die Gegensteuerung mit dem Kopf wirklich nicht leicht gemacht. Je strenger sie sich zügeln und je ausgeprägter ihre Diätmentalität ist, desto mehr müssen sie schließlich ans Essen denken. Wir wissen, dass bei den meisten Menschen, die sich bestimmte Lebensmittel (»die Dickmacher«) verbieten, die Gier danach wächst.

Viele Übergewichtige sind Kalorienkämpfer. Sie wissen viel über Essen und Diäten, doch es nützt ihnen wenig.

Geben Sie nach

Hatten Sie schon den ganzen Nachmittag Appetit auf Schokolade? Dann nehmen Sie sich zwei, drei Stückchen. Das ist besser, als abends die ganze Tafel in sich hineinzustopfen. Fatal kann auch das so genannte »Drumherumessen« sein. Anstelle des verbotenen Dickmachers »Eis« löffeln Sie lustlos Magerjoghurt. Wetten, dass Sie bald einen Schokoriegel nachschieben, weil Sie der Ersatzgenuss eben nicht befriedigt? Letztendlich kommen so leicht mehr Kalorien zusammen, als wenn Sie sich gleich eine Kugel Eis gegönnt und genüsslich mit Zunge und Gaumen ausgekostet hätten. Um den Genuss zu strecken, ohne die damit verbundene Dosis zu verdoppeln und zu verdreifachen, empfehle ich Genusstraining (siehe Seite 33).

Das Geheimnis der von Natur aus Schlanken

Diätlos glücklich sein kann nur der natürlich Schlanke. Kunststück, werden Sie jetzt sagen. »Wer keine Gewichtsprobleme kennt, hat gut reden.« Es ist allerdings nicht so einfach, dass alle von Natur aus Schlanken schlechte und alle mit zu vielen Pfunden auf den Rippen gute Futterverwerter sind. Nach wie vor mitentscheidend sind die Essgewohnheiten, und da gibt es sowohl dickmachende wie schlankmachende.

Essen, wenn Körper und Psyche danach verlangen

Natürlich Schlanke kennen die Bedürfnisse ihres Körpers und ihrer Psyche und befriedigen diese angemessen. Sie essen, wenn sie Hunger haben und das, worauf sie Lust verspüren. Sie lassen sich Zeit zum Essen und genießen so nicht nur mehr, sondern geben ihrem Körper auch die Chance, Sättigung zu registrieren. Bei eintretender Sättigung lassen sie schließlich auch ihren Teller stehen, selbst wenn noch nicht alles aufgegessen ist. Sie sind neugierig und aufgeschlossen für Essgenüsse aller Art und bewerten nicht jede Leckerei gleich nach ihrem Kaloriengehalt oder stellen sie in die Ecke »verbotene Sünde«. Vor allem machen sie aus dem Essen nicht ständig ein großes

Thema. Sie können eine Speisekarte genauso auskosten wie ein raffiniertes Menü und versuchen so oft wie möglich das zu essen, worauf sie gerade Appetit haben.

Letztgenannter Wunsch gelingt verständlicherweise und situationsbedingt nicht immer. Doch manchmal ist es besser, gar nichts zu essen, als sich mit einem Ersatz zu begnügen, der nicht recht befriedigt und deshalb nach sich zieht, noch etwas anderes essen zu müssen. Ja, natürlich Schlanke lassen sogar etwas stehen, wenn sie es bestellt haben und es ihnen nicht schmeckt.

Werden Sie ruhig wählerischer beim Essen. Und versuchen Sie herauszufinden, was Sie wirklich mögen, und wieder auf Ihre natürlichen Hunger- und Sättigungssignale zu hören. Oft werden diese schon im frühen Kindesalter verschüttet, genauso wie der Geschmack einseitig geprägt und festgelegt wird. Statt Erweiterung des Handlungsspielraums kommt es nicht selten zur Einschränkung, Einengung und Festlegung, zum Beispiel zu einer bestimmten Zeit oder den Teller leer essen zu müssen. Kinder sollten bei der Essensentscheidung mitbeteiligt und nicht bevormundet werden. Am ungünstigsten ist es, wenn Esskultur und gemeinsame Mahlzeiten in der Familie überhaupt kein Thema mehr sind. Ich bin für Fernsehverbot beim Essen und im Sinne eines gesunden Gewichtsmanagements: drastische Verringerung der Sitzzeiten vor dem Fernseher!

Selbst eine ausgewogene Ernährung erfüllt ihren Zweck nicht, wenn wir nicht mit Freude essen.

Regelmäßige Mahlzeiten halten schlank

Warum sind viele Franzosen schlank, obwohl sie so gerne essen? Diese Frage beantwortet eine Studie des Zentrums für die Erforschung der Lebensgewohnheiten »Credoc«. Demnach tragen regelmäßige Mahlzeiten im Kreis der Familie dazu bei, das Risiko für Fettleibigkeit zu mindern. Beim französischen Modell werden etwa 90 Prozent der Kalorien während der Hauptmahlzeiten aufgenommen, während in den USA viel mehr zwischendurch konsumiert wird.

Mit Antidiäthaltung zum Erfolg

Vernünftig sind laut Bundeszentrale für gesundheitliche Aufklärung folgende Vorsätze:

- Ich höre mit dem Diäthalten auf.
- Ich identifiziere meinen Hunger: Warum habe ich Hunger? Worauf richtet er sich?
- Ich esse nicht, wenn ich keinen Hunger habe.
- Es gibt keine verbotenen Lebensmittel mehr.
- Ich achte darauf, dass die Nahrungsmittel, die ich will, immer und ausreichend vorhanden sind, dann kann ich auch aufhören, wenn ich satt bin.

Vor allem regelmäßig und in Ruhe zu essen ist übereinstimmend bei Schlanken und solchen, die ein erfolgreiches Gewichtsmanagement gelernt haben, der Königsweg. Mit ein bisschen gutem Willen ist er nicht so schwer zu gehen.

Jedes zu seiner Zeit

Bei Ihnen liegt neben dem Frühstücksei immer die Zeitung? Sie schaufeln Nahrung vor dem Fernseher oder mit dem Buch in der Hand in sich hinein? Kein Wunder, dass Sie nach solchen Mahlzeiten nicht befriedigt sind. Versuchen Sie doch einmal, einfach nur zu essen. Sonst nichts! Klingt banal, ist aber wirkungsvoll und kann einige hundert Kalorien pro Tag sparen. Essen ist dann nicht mehr bloße Nebenbeschäftigung, sondern wird wieder zum Genuss. Außerdem lernen Sie zu spüren, wann Sie satt sind.

Fazit: Essen ist eine äußerst angenehme Notwendigkeit, die man zur rechten Zeit mit Freude und ohne schlechtes Gewissen auskosten darf. Die Lust wird nicht zur Last, wenn Sie mit dem Essen aufhören (können), sobald Sie spürbar gesättigt sind. Zu den physiologischen Grundvoraussetzungen einer funktionierenden Hunger-Sättigungs-Regulation gehört allerdings auch das richtige Maß an Energieverbrauch, das heißt genügend Bewegung. Unterhalb einer Mindestschwelle an körperlicher Aktivität und Kalorienumsatz funktionieren die inneren Regelmechanismen nicht mehr zuverlässig, und das Essverhalten wird zunehmend von Außenreizen bestimmt oder besser gesagt überstimmt. Deshalb bleiben wir nur bei jeweils persönlich richtiger Abstimmung von Bewegung und Nahrungsaufnahme fit, fröhlich, gesund und schlank.

Es kann gar nicht oft genug betont werden, dass ganz wesentliche Gesundheitsfaktoren der Genuss beim Essen ebenso wie der Spaß an der Bewegung und Lebensfreude wichtig sind. Wer mit Freude und Genuss sowie in Ruhe, angenehmer Stimmung und Atmosphäre das Richtige isst, lebt gesünder als derjenige, der stets aus Angst vor Kalorien und Cholesterin beim Essen verzichtet oder ständig ein schlechtes Gewissen hat. Umso wichtiger ist deshalb der Schutz vor Falschmeldungen, unbegründeten Essverboten und pauschalen Diätvorschriften für alle.

Böse Fettfalle oder von einem Fettnäpfchen ins andere treten

Fett ist konzentrierte Energie, sowohl in der Nahrung als auch im Körper. Das ideale Energiekonzentrat der Natur ist jedoch für viele beinahe schon zu einem Synonym für »ungesund« geworden. Doch eine einseitige Verteufelung als Dick- und Krankmacher ist falsch. Ohne Fett im Essen fehlt es an vielem: an fettlöslichen Vitaminen, gesundheitsfördernden einfach ungesättigten und lebensnotwendigen mehrfach ungesättigten Fettsäuren sowie manchmal auch am guten Geschmack. Fett ist nicht gleich Fett, und »low fat« (wenig Fett) heißt nicht einfach »no fat«. Da Fett allerdings von Natur aus dafür vorgesehen ist, möglichst effizient Energie für Notzeiten zu speichern, müssen wir uns im Überfluss nicht unnötig viel davon aufladen. Dementsprechend hat Großmutters Küche auch schon kräftig abgespeckt. Wer allerdings noch das Öl im Salatdressing weglässt, läuft Gefahr, einen Mangel am wichtigen fettlöslichen Gesundheitsschutzvitamin E zu erleiden. Und wer nur Magerfisch statt fetthaltigem Fisch genießt, versagt sich die wichtigste Quelle der rundum gesundheitsfördernden Omega-3-Fettsäuren, die zudem positiven Einfluss auf unsere Stimmungslage haben.

Halten wir uns lieber an eine fettgesunde Ernährung anstelle einer übertriebenen Magerkost. Bei aller Diskussion um die Fette oder Kohlenhydrate als Dickmacher darf letztendlich nicht das Grundgesetz einer jeden Energiebilanz vergessen werden, die immer dann ausgeglichen ist, wenn die Menge der zugeführten genau der verbrauchten Energie entspricht. Nur wenn eine positive Energiebilanz zustande kommt, kann man auch Energie speichern, das heißt zunehmen. Und dazu können sowohl zu viele Fett- als auch zu viele Kohlenhydratkalorien beitragen. Ich möchte deshalb noch einmal an das notwendige und sinnvolle Zusammenspiel von Ernährung (Energieversorgung und -bevorratung) und Bewegung (Energieverbrauch) erinnern.

Wir alle besitzen ein hochwirksames Fettverbrennungssystem

Zu unserem Stoffwechselprogramm und -erbe zählt, dass wir die Fähigkeit zur Fettverbrennung auch nutzen. Ausdauertraining ist heute notwendiger denn je. Denn über Jahrtausende hat die Ausdauer und die damit zusammenhängende Fettverbrennung den Menschen das Überleben ermöglicht. Allein die Tatsache, dass wir nach wie vor Fettreserven für wochenlanges Arbeiten gespeichert haben, hingegen Zucker nur quasi als Tagesration einlagern, zeigt in aller Deutlichkeit, welche enorme Bedeutung dem Fettstoffwechsel zukommt. Ein gesunder erwachsener Mann kann immerhin rund 100 000 Kilokalorien als Energiereserve im Fettgewebe speichern, aber nur rund 2000 Kilokalorien als Glykogen, dem Reservekohlenhydrat in Leber und Muskulatur.

Training und Stoffwechsel

Regelmäßige sportliche Betätigung verhilft zu einem »schlanken Stoffwechsel«. Mit der Kombination von Kraft- und Ausdauertraining können Sie am meisten Körperfett verbrennen. Auch der Verringerung des Stoffwechselumsatzes (»Spareffekt«) während einer Diät können Sie so am besten vorbeugen. Einer der vielen Vorzüge regelmäßigen Trainings ist darüber hinaus die verbesserte Insulinwirkung. Die Blutzuckerkonzentration wird günstig beeinflusst, und das blutzuckersenkende Insulin agiert effizienter. So schüttet der Körper eines Trainierten als Reaktion auf eine kohlenhydratreiche Mahlzeit weniger Insulin aus als bei einem Nichttrainierten. Und last but not least ist Sport nicht nur ein probates Mittel zur Kalorien- und Fettverbrennung, sondern er erhöht auch den körpereigenen Schutz vor Stress und schädlichen Cholesterinablagerungen.

Übrigens: Auch Diäthalten stresst und führt zur vermehrten Ausscheidung des Hormons Cortisol. Das sorgt wiederum dafür, dass wir schneller Fett ansetzen. Laufen wir dem Stress und den Pfunden lieber davon.

Genussbewusst nach Herzenslust

Die traditionelle Mittelmeerländerkost ist eine über Generationen erprobte Alltags-»Diät«. Sie weckt nicht nur Urlaubserinnerungen und macht auch Nordeuropäern Appetit auf südländischen Essgenuss, sondern steht für eine beneidenswert gelassene Lebensart, die bereits deswegen mehr Gesundheitsschutz und weniger Risiko (Angst) bedeutet. Dazu gehören ebenso die ein, zwei Glas Rotwein, die üblicherweise zu den Mahlzeiten getrunken werden. Anstatt uns von der farbenfrohen Pracht eines Marktes inspirieren zu lassen, kaufen wir mit Kalorien-, Fett- und Cholesterintabellen im Kopf ein, freuen uns, wenn wir im Supermarkt den trockensten Magerkäse entdecken und verzichten zur Vorsicht lieber gleich auf das Frühstücksei. Zugegeben, das typische Frühstück der Südfranzosen, Italiener, Spanier, Portugiesen und Griechen ist nicht der Rede wert und nicht unbedingt nach unserem Geschmack. Wir können den Tag ja anders starten. Die restlichen Tagesmahlzeiten und abwechslungsreichen Rezepte bieten dagegen umso mehr Genuss und Nährstoffe. Essvergnügen und Gesundheit zugleich finden Sie beispielsweise in folgenden typischen Gerichten aus dem Mittelmeerraum: Choriatiki – griechischer Bauernsalat mit Schafskäse und Oliven. Rotbarbe in der Folie – dazu Tomaten-Gurkensalat und Rosmarinkartoffeln. Soupe au pistou – eine Gemüsesuppe mit kleinen weißen Bohnen und Basilikumsoße. Eine Scheibe Lammbraten mit Ratatouille, jenem herzhaften provenzalischen Gemüse. Kirchererbsenpolenta mit Schmorgurkenragout oder Pizza mit Rucola und Parmaschinken. Italienische Gemüse-Antipasti, leckere Crostini mit gewürfelten Tomaten und frischen Kräutern, oder Olivenpüree. Einfach und unvergleichlich herzhaft: mit Olivenöl beträufeltes Bauernbrot, über das eine reife, saftige Tomate sowie etwas frischer Knoblauch gerieben wird. Voilà!

Die traditionelle Mittelmeerländerküche vereint wie keine andere Genuss und Gesundheit beim Essen.

Fischküche aus dem kühlen Norden

Was die Inuit (Eskimos) traditionell essen, könnte nicht weiter von der mediterranen Ernährung entfernt sein: So gut wie kein Gemüse und Obst, dafür aber fetten Meeresfisch satt. Dennoch werden bei dieser Nahrung weniger Herz-Kreislaufkrankheiten beobachtet als bei uns. Was ist dran an der so genannten Eskimo- oder Makrelendiät?

Fisch, insbesondere Seefisch, gehört zu den »gesunden« Lebensmitteln. Gründe hierfür sind der hohe Jodgehalt, das leicht verdauliche Eiweiß und das günstige Fettsäurenmuster im Fett (Fischöl) der Fische, die in kalten Gewässern leben. Wie so häufig in der Ernährungswissenschaft wurde man auf den positiven Einfluss von Seefisch auf Herz und Kreislauf aufgrund epidemiologischer Untersuchungen aufmerksam. Bereits Anfang der 1950er Jahre vermuteten norwegische Wissenschaftler, dass der vermehrte Verzehr von

Seefisch die Sterblichkeit an Herz-Kreislauf-Erkrankungen sowie das Risiko von Thrombosen und Embolien im Anschluss an Operationen senkt. Die entscheidenden Erkenntnisse lieferten jedoch dänische Forscher. Ausgehend von der Tatsache, dass ein hoher Fettverzehr die Entwicklung arteriosklerotischer Gefäßveränderungen steigert, verglich man die Sterblichkeit an akutem Herzinfarkt bei Dänen und bei Inuit. Obwohl der Fettkonsum bei Eskimos weit über dem in Dänemark lag, war die Rate tödlicher Infarkte bei den Dänen um das zehnfache höher. Allerdings war die Infarktrate bei Eskimos, die in Dänemark lebten und auf ihre traditionelle Ernährung verzichten mussten, genauso hoch wie bei den Dänen. Dieser Befund spricht für Umweltfaktoren – hier die Ernährungsgewohnheiten –, nicht für genetische Unterschiede in beiden Völkern.

Kaum Gemüse und Ballaststoffe: Kann das gesund sein?

Die traditionelle Kost der Inuit ist hochkalorisch, fett-, eiweiß- und cholesterinreich. Sie enthält wenig Ballaststoffe und mehrfach ungesättigte Fettsäuren vom Typ der Linolsäure (Omega-6-Fettsäure). Damit wären alle Voraussetzungen für die Förderung der Arteriosklerose aus traditioneller Ernährungssicht gegeben. Ein deutlicher Unterschied zur arteriosklerosefördernden Ernährung besteht jedoch im hohen Gehalt an hoch ungesättigten Omega-3-Fettsäuren – insbesondere Eicosapentaensäure und Docosahexaensäure – aus dem Fett von Kaltwasserfischen. Die Schutzeffekte und Wirkmechanismen dieser so genannten langkettigen Omega-3-Fettsäuren sind weitgehend bekannt: Senkung der Neutralfette im Blut, Verbesserung der Fließfähigkeit des Blutes und Schutz vor gefährlichen Herzrhythmusstörungen sowie antientzündliche Wirkungen und günstiger Einfluss auf die Stimmungslage. Wie gut, dass Gourmets Fisch ganz besonders schätzen!

Wer schlau ist, isst Fisch

Ein europäischer Arbeitskreis über die ursprüngliche Ernährung und ihre Bedeutung für die Entwicklung des Menschen förderte 1998 ein wichtiges Ergebnis zutage: Omega-3-Fettsäuren sind unerlässlich für die optimale geistige Entwicklung. Das, was vor Hunderttausenden von Jahren Gültigkeit hatte, ist auch heute richtig. Wissenschaftler gehen davon aus, dass sich die ersten Menschen in Ostafrika an den Seeufern des Rift Valley entwickelten. Sie ernährten sich hauptsächlich von Fisch, der reich an lebensnotwendigen mehrfach ungesättigten Omega-3-Fettsäuren war. Diese Fettsäuren waren mitverantwortlich dafür, dass sich vor etwa zwei Millionen Jahren der »wissende« Mensch entwickelte, der so genannte »homo sapiens«. Die Leistungsfähigkeit seines Gehirns nahm zu, weil sich seine Nahrungsqualität durch den hohen Gehalt an Omega-3-Fettsäuren verbesserte.

Übrigens: Die viel zitierte Steinzeitdiät hatte ein optimales Verhältnis von Omega-3-Fettsäuren zu Omega-6-Fettsäuren, das uns heute durch den Überhang an linolsäurereichen Pflanzenölen und -margarine auf der Basis von Distel- und

Keimölen verloren gegangen ist. Die Balance der beiden Fettsäurefamilien ist wichtig, damit im Stoffwechsel keine ungesunde Konkurrenz aufkommt. Die bereits beschriebenen gesundheitsfördernden einfach ungesättigten Fettsäuren aus Oliven- und Rapsöl verhalten sich diesbezüglich neutral. Sie können also ausdrücklich empfohlen werden, zum Beispiel als Zutat zum Salat oder Gemüse in Kombination mit einem Fischgericht.

Her mit den »guten« Fettsäuren

Was Fettmenge und Fettqualität sowie die positiven Eigenschaften mediterraner Kost wie auch die der Inuit betrifft, legt nahe, täglich eine große Portion Rohkostsalat angemacht mit Oliven- oder Rapsöl und Balsamicoessig oder Zitronensaft zu empfehlen. Damit erhalten Sie cholesterinsenkende einfach ungesättigte Fettsäuren sowie antioxidativ wirksame Vitamine und Pflanzenschutzstoffe. Genießen Sie zusätzlich zweimal in der Woche Seefisch (Makrele, Hering, Lachs, Sardine, Thunfisch) gegrillt, gedünstet, eingelegt oder in der Folie gegart, um Ihre Kost mit herzgesunden Omega-3-Fettsäuren anzureichern. Zumindest darin sind sich alle – Feinschmecker wie Gesundheitsberater – einig: Beim Essen ist der Mix aus Norden und Süden in diesem Sinne wirklich ideal.

Kulinarische Weltreise

Bei einer Entdeckertour der unterschiedlichen Geschmäcker und Küchen dieser Welt können wir noch weitere Anregungen bekommen, die Augen, Gaumen und Herz (hier als Symbol für die gesunde Synthese von Lebensfreude und Lebenskraft) gleichermaßen erfreuen. Ich denke ganz besonders an die thailändische und japanische Ernährung. Asiatisch zu essen hat Hochkonjunktur. Es ist Mode geworden, chinesisch zu kochen und indonesische, thailändische, vietnamesische, koreanische, japanische sowie im Sinne von »East meets West« euroasiatische Restaurants auszuprobieren. Fusion- oder Cross-over-Küche stehen für eine begrüßenswerte Entwicklung, die Geschmäcker und Gerichte verschiedener Nationalitäten verbindet und zusammenführt. Dies geschieht längst nicht mehr nur aus kulinarischer Neugier. Die frische und leichte Art der Nahrungszubereitung sowie phantasievoller Gewürzeinsatz liegen voll im Trend der Küche der Zukunft: Ein sinnliches Vergnügen und gesund dazu! Doch ob wir den Blick in die Ferne schweifen lassen, die vegetarische Küche oder die Molekularküche als die neuen Trends feiern, das ganz große Thema wird die Regionalität und der verantwortungsvolle Umgang mit unseren Lebensmittelressourcen sein.

> *Kulinarische Neugier: Gehen Sie auf Entdeckerreise durch die Küchen der Welt.*

Ein Hochgenuss für alle Sinne

Neben der Qualität der Rohstoffe und Zubereitung wird ebenso viel Wert auf das Anrichten der Speisen gelegt. Bekanntlich isst auch das Auge mit – und die Seele ebenso. Geschmack, Präzision und Ästhetik sind in keiner Küche der Welt so ideal vereint wie in der japanischen. Die Köche erhöhen die Freude an einem guten Essen noch zusätzlich dadurch, dass sie es raffiniert anrichten. Die Zutaten erfahren durch eine kunstvolle Dekoration eine Abrundung, die das Esserlebnis zu einer anmutigen Huldigung an die betreffende Jahreszeit werden lässt. Neben die bewusste Einfachheit der Zubereitung tritt der ausgeprägte Sinn für höchst ästhetische Arrangements, die auch die Grundelemente der japanischen Kultur verdeutlichen: Schlichtheit und unaufdringliche Eleganz.

Ein unschätzbarer Küchenhelfer in der asiatischen Küche ist der Wok, der Inbegriff für die fernöstliche und chinesische Küche schlechthin. In diesem »Universalgargerät« können Sie praktisch alle Zubereitungsarten anwenden, ob das das typische »Pfannenrühren« (= unter Rühren braten) oder Frittieren, Schmoren, Kochen oder Dämpfen ist. Feingeschnittenes frisches Gemüse und Fleisch, ebenso Pilze und Meeresfrüchte werden zum Beispiel unter Rühren in wenig Öl auf den Punkt gebraten. So bleibt alles knackig und vitaminfrisch. Die hohen Temperaturen wirken jeweils nur kurz ein.

Fazit: Übereinstimmend stellen Gesundheitsbewusste und Feinschmecker fest: Die Frische der Zutaten, die qualitätsbewusste Nahrungszubereitung sowie das abgestimmte Würzen sind das A und O beim gesunden Essen und Genießen.

Mit diesem kulinarischen Ausflug möchte ich das Kapitel »Mut zum Genuss« beschließen und Sie in die Küche oder in ein gutes Restaurant entlassen. Vielleicht gönnen Sie sich demnächst auch einen anregenden Kochkurs. Im Zusammenhang mit der folgenden Fragestellung können Sie ihn gut brauchen. Doch zuvor noch eine Anmerkung zu weit verbreiteten Unsicherheiten beim Essen.

Wie viel Salz und Zucker dürfen es sein?

Hierzu gibt es eine ganze Fülle wissenschaftlicher Meinungen, widersprüchlicher Studienergebnisse, Beweisführungen und Expertenstreitereien. Wem nützt das? Schließlich hat schon der Arzt und Naturforscher Paracelsus, eigentlich Theophrastus Bombastus von Hohenheim (1493–1541), ein für alle Mal richtig festgestellt: »Allein die Dosis macht, dass ein Ding kein Gift ist.«

Eine Prise für den Genuss

Salz und Zucker sind sensorisch (weitgehend) unverzichtbare Zutaten und gehören in vielen Rezepten in unterschiedlicher Menge einfach dazu, je nachdem welche Geschmacksrichtung hervorgehoben werden soll. Jeder der kochen kann weiß, dass eine Prise Salz selbst in süßen Speisen nicht fehlen darf, um den Geschmack abzurunden.

Es gehört aufgrund der Lebensbedingungen unserer Vorfahren zu unserem Erbe, dass wir Süßes, Fettes (= Kalorienreiches) und Salziges instinktiv bevorzugen. Süßes signalisiert uns zuträgliche Nahrung, die leicht verwertbare Energie liefert. Salz, ein Gemisch der beiden lebensnotwendigen Mineralstoffe Natrium und Chlorid, war in der Steinzeit knapp. Es ist aber für die Aufrechterhaltung bestimmter Körperfunktionen (Wasserhaushalt) unentbehrlich. Die Fähigkeit, Salz zu schmecken und zu finden, sicherte das Überleben. Auch die Vorliebe für Fettiges lässt sich leicht erklären. Die Vorzüge dieses idealen Energiespeichers vor dem Hintergrund der keineswegs immer konstanten und sicheren Nahrungsversorgung unserer Urahnen wurden ja bereits erwähnt.

Spätestens seit der Industrialisierung und im heutigen Wohlstand gibt es jedoch von allem im Überfluss. Jetzt werden diese geschmacklichen Vorlieben für all diejenigen zum Nachteil, deren Bedarf an Nahrungsenergie und Salz rückläufig ist, weil sie weniger arbeiten und schwitzen. Wer den verringerten Bedarf nicht durch körperliches Training kompensieren will, sollte zumindest Geschmackstraining (vgl. Seite 162) betreiben.

Das früher kostbare Salz (»weißes Gold«) ist heute billige Massenware. Den Feinschmecker stört, dass das vielzitierte Salz in der Suppe nicht eigentlich die an Aromen reichen und gesundheitsfördernden Kräuter und Gewürze sind – denn beim Stichwort »Würzen« fällt den meisten zuerst der Griff nach dem Salzstreuer ein. Nicht selten ist mangelnde Kochkunst mit daran schuld. Zu lange gegartes Gemüse zerfällt, ist ausgelaugt und schmeckt fad. Wen wundert es dann noch, wenn insbesondere in Kantinen auf jedem Tisch der Salzstreuer steht und meist, ohne überhaupt probiert zu haben, kräftig nachgesalzen wird. Für gute Köche wäre dies allerdings eine Beleidigung, denn sie dünsten, dämpfen, garen im Wok oder Tontopf. Und mit diesen Methoden, kürzeren Garzeiten und Wasser nur so viel wie nötig erhalten Lebensmittel ihre Konsistenz (al dente, mit Biss), natürlichen Geschmackseigenschaften und Vitamine. Dementsprechend kommt eine solche »Aromaküche«, unterstützt durch Kräuter- und Gewürzeinsatz, auch mit der sprichwörtlichen Prise Salz aus. Salzen ist jedoch häufig Gewohnheitssache, die von Anfang an in falsche Bahnen gelenkt, das heißt beim Kleinkind »antrainiert« werden kann. Durch gut gemeintes Abschmecken erfolgt eine Anpassung an den Erwachsenengeschmack. Das gilt für »salzig« genauso wie für »süß«.

Die weißen Kristalle Zucker und Salz richtig dosieren.

Zucker versüßt das Leben und hebt die Stimmung

Von Geburt an stehen wir auf süßen Geschmack. In frühen Zeiten der menschlichen Ernährungsgeschichte dürfte reifes Obst wie Beeren die wichtigste Quelle gewesen sein, diese süße Vorliebe zu befriedigen. Süß ist Inbegriff für schnelle Energie – im Fall der Beere wurden wertvolle gesundheitsschützende Vitamine und sekundäre Pflanzenstoffe gleich mitgeliefert. Was sollte daran schädlich sein?

Heute können wir uns das Leben weitaus abwechslungsreicher versüßen und sollten dies auch genießen: mal frische Früchte, mal getrocknetes Obst zum Süßen eines Müslis, aromatischer Honig im Tee oder ein Teelöffel Zucker im belebenden Espresso. Und wer wird beim süßen Nachtisch im Anschluss an ein ausgewogenes Menü nicht schwach? Genau wie das Würzmittel Kochsalz rundet auch Zucker viele Speisen ab.

So konnten dann viele Süßmäuler aufatmen, als Ernährungswissenschaftler den Zucker vom bösen Verdacht freisprachen, ein Dickmacher zu sein. Sie wissen, dass man zwischenzeitlich die Schuld dafür einseitig dem Fett gegeben hat. Beides ist so absolut gesehen natürlich nicht richtig, sondern bestätigt einmal wieder, wie verkürzt und einseitig die Ernährungsdiskussion oft geführt wird. Was Sorgen macht, ist nicht das natürliche Verlangen nach Süßem, sondern die übertriebene »Naschsucht«. Vor allem Kinder werden bereits früh auf ein süßes Leben »getrimmt«, da Lebensmittel für diese Zielgruppe oft beträchtliche Zuckermengen enthalten. Darüber hinaus werden Süßigkeiten zum Trost oder als Belohnung (»Bonbonpädagogik«) eingesetzt. Diese Zweckentfremdung, die Zuneigung und Zuwendung bedeuten soll (in Wirklichkeit aber nicht selten ersetzt), führt dann auch im weiteren Leben dazu, auf Süßigkeiten als Trostspender zurückzugreifen. In diesem Fall wäre ein breites Spektrum von Verhaltensalternativen wünschenswert und sicherlich befriedigender.

Fazit: Damit der Vorteil der energiespendenden Süße dem Wohlstandsesser nicht zum Nachteil wird, brauchen wir eine Art »Zuckerbewusstsein«. »Einerseits zu gezielter Nutzung des Zuckers in der Ernährung überhaupt, zum anderen, um das Essen und Trinken zum ebenfalls gezielten Lebensgenuss zu machen, was gar nichts mit Schwelgerei zu tun haben muss, sondern auch in Bereichen ästhetisch ausgerichteter Lebensart angesiedelt sein kann«, heißt es vollmundig in dem geschmackvollen und prachtvoll ausgestatteten Buch »Zucker und seine Verwendung im Wandel der Zeit«, das zugleich die Erfolgsgeschichte des Produkts Kölner Zucker beschreibt. Was will man dem noch hinzufügen?

Genuss ohne Reue – Wie sicher sind unsere Lebensmittel?

Mut zum Genuss heißt nicht, völlig sorglos oder gar verantwortungslos zu essen. Wer (weitgehend) ohne Risiko genießen möchte, muss wissen, was wirklich in unserer Nahrung steckt. Wo darf man nach Herzenslust zugreifen, worauf sollte man besser verzichten?

Frische Lebensmittel wie Obst, Gemüse, Fisch, Milch und Fleisch sind zwischen Ernte und Fang bzw. Erzeugung und Verzehr einer Reihe von Einwirkungen ausgesetzt, die zu ihrem Verderb oder zumindest zu einer Wertminderung führen können. Dazu gehören der Verlust des Geschmacks, Verringerung des Vitamingehalts, das Ranzigwerden des

Fettes, bis schließlich durch fortschreitende Zersetzung die völlige Genussuntauglichkeit des Lebensmittels eintritt. Die Ursachen für diese Veränderungen sind neben Luft (Sauerstoff), Licht, Wärme und Wasser vor allem in Lebensmitteln natürlich vorkommende Enzyme (= Eiweißstoffe), die zum Abbau von Nährstoffen führen können. Mikroorganismen sind ein weiterer Grund dafür. Diese Kleinstlebewesen führen zu Schimmel, Gärungen und Fäulnis. Einige davon werden – hier allerdings gewinnbringend – bei der Käsereifung eingesetzt.

Das einfachste Mittel, diese unerwünschten Veränderungen auszuschalten, ist sicherlich der sofortige Verbrauch der Lebensmittel. Dem steht aber entgegen, dass viele Lebensmittel zu bestimmten Zeiten in großen Mengen erzeugt und häufig über weite Strecken vom Erzeuger in die Ballungsgebiete transportiert werden müssen. Die Haltbarmachung von Lebensmitteln ist daher in vielen Fällen unerlässlich und hat in Form der Trocknung, des Kühlens und des Zusatzes von Zucker und Salz eine lange Tradition. Volle Regale, ein reiches Angebot für alle Geschmäcker zu jeder Zeit und das zu möglichst günstigen Preisen sind jedoch zwangsläufig mit einem vermehrten Einsatz von chemischen Zusatzstoffen aller Art verbunden. Verantwortungsbewusste Verbraucher und Genießer versuchen sich dem zu entziehen, indem sie so weit wie möglich das regionale und saisonale Lebensmittelangebot – zum Beispiel auf dem Wochenmarkt oder direkt vom Erzeuger – nutzen. Diese sinnvolle Rückbesinnung wird mit einem Mehrwert an Frische, natürlichem Eigengeschmack und Nährstoffen sowie weniger Umweltbelastung und Zusatzstoffen belohnt.

Schöner Schein

Es gibt aber auch Zusatzstoffe, die vor allem der Schönung von Lebensmitteln dienen und deren Einsatz aus verschiedenen Gründen kritisch überdacht werden muss. Durch den Zusatz von Farbstoffen und die Aromatisierung von Lebensmitteln verändert sich die Erfahrungswelt von Kindern und Jugendlichen beim Essen immer mehr. Häufig ist ihnen bereits der typische Eigengeruch und -geschmack sowie das natürliche Aussehen von unverarbeiteten Lebensmitteln fremd. Umso wichtiger ist es, dass sie wieder ein Gespür für frische Lebensmittel, das heißt die natürlichen Grundprodukte, bekommen. Sonst hat bald der Naturjoghurt mit frischem Obst der Jahreszeit keine Chance mehr gegenüber dem Fertigprodukt »Fruchtjoghurt« oder das zu Hause frisch gekochte Gericht gegenüber dem geschmacksverstärkten Pendant aus der industriellen Großproduktion. Wem überlassen wir eigentlich unsere Geschmacksbildung?

Bei einer vollwertigen Ernährung macht es keine Schwierigkeiten, auf überflüssige Zusatzstoffe wie synthetische Farbstoffe, Aromastoffe und Konservierungsstoffe zu verzichten. Sie kommen in naturbelassenen Lebensmitteln nicht vor. Wenn im eigenen Haushalt grundsätzlich Wert auf qualitätsbewussten Lebensmitteleinkauf und eine ebensolche Zubereitung gelegt wird, spielen gelegentliche »Esskapaden«, zum Beispiel hin und wieder Fast Food oder ein

Fertiggericht, keine große Rolle. Das kann sogar zur Entdeckung der Geschmacksvielfalt und von Qualitätsunterschieden bei Lebensmitteln und Gerichten beitragen – die eigene Geschmackssicherheit wird dadurch geschult. »Fühlen, wie's schmeckt« ist ein Beispiel für ein Projekt der Hochschule Fulda, um Kindern das Thema Essen und Trinken mit allen Sinnen zu vermitteln.

Auf Nummer sicher gehen

Reichlich Gemüse und Obst – am besten fünfmal am Tag – sind gesund und machen die eigentliche Abwechslung im Speiseplan aus. Kaufen Sie am besten nach dem Angebot der Jahreszeit ein, denn Freilandgemüse ist nitratärmer als Unterglas- bzw. Treibhausware, weil Sonneneinwirkung den Nitratabbau in der Pflanze fördert. Im Winter sind statt Blattgemüse aus dem Treibhaus jahreszeitgemäße Gemüse wie Rosenkohl, Möhren, Paprika, Porree, Grünkohl und Steckrübe zu bevorzugen. Äußere Blätter, Stiele, Strunk und dicke Blattrippen sollten Sie bei Gemüse entfernen, da sie am meisten Nitrat enthalten. Gründliches Waschen, gegebenenfalls Schälen oder das Entfernen der äußeren Hüllblätter vermindert den Gehalt einiger Schadstoffe, zum Beispiel von Schwermetallen wie Blei.

Bioladen oder Supermarkt?

- Was den Nährstoffgehalt anbelangt, gibt es kaum Unterschiede zwischen Lebensmitteln aus ökologischer und solchen aus konventioneller Landwirtschaft. Vielmehr sind die Unterschiede im Vitamin-C- und Carotinoidgehalt von Gemüsen in erster Linie auf den Erntezeitpunkt, Klimafaktoren (besonders von Licht), Pflanzenstand, Sortenwahl etc. zurückzuführen.
- Das bedeutet jedoch auch, dass Tomaten, die außerhalb der im Freiland üblichen Erntezeiten in Gewächshäusern gezogen und geerntet werden, aufgrund der geringen Lichteinstrahlung einen geringeren Vitamin-C- und Lykopingehalt (= so genanntes Tomatencarotin) aufweisen können. Auf der anderen Seite sind es die Gewächshauskulturen, die dafür sorgen, dass wir auf ein ganzjähriges Angebot an frischem Gemüse zurückgreifen können – wenn auch mit einem geringeren Gehalt an den antioxidativen Radikalfängern.
- Als Orientierungshilfe für den bewussten Einkauf empfehle ich an erster Stelle frische Produkte der Jahreszeit aus ökologischem Anbau (allein auch schon der Umwelt zuliebe!), gefolgt von konventioneller Ware vom Wochenmarkt oder aus dem Gemüseladen. Der oftmals zu lange gelagerten Su-

permarktware ist erntefrisch gefrostetes Tiefkühlgemüse auf jeden Fall vorzuziehen.
- Lassen Sie sich den abwechslungsreichen Genuss von Gemüsen und Obst nicht verderben!

Früher war bekanntlich alles besser

Wer jetzt meint, früher sei alles besser gewesen, der muss eines Besseren belehrt werden:

»Mausdreck man unter den Pfeffer rollt,
Die faulen Heringe man mischt
Uns sie als frische dann auftischt …
Kein Schwein möchte das wohl fressen,
Das müssen dann die Leute essen.«

Dieses Zitat aus Sebastian Brants »Narrenschiff« aus dem Jahr 1494 lässt erkennen, welche Missstände im Mittelalter bei der Lebensmittelherstellung geherrscht haben. Die Strafen dafür waren allerdings drakonisch. Hersteller von verfälschten Lebensmitteln mussten vielfach ihre eigenen Produkte im Gefängnis verzehren, bis sie starben.

4. Kochkunst und Küchentrends

Kochkunst ist weitaus mehr als Geschmackssache. Wenn in der Küche vorwiegend frische, naturbelassene und qualitativ hochwertige Produkte verarbeitet werden, ist das ganz nach dem Geschmack von Gourmets ebenso wie von gesundheitsbewussten Essern.

In seinem grundlegenden Werk »Vom Geist der Kochkunst« hat Carl Friedrich von Rumohr (1785–1843) vortrefflich beschrieben, wie er diese großartige menschliche Kulturtechnik versteht. »Die Kunst zu kochen entwickelt in den Naturstoffen, welche überhaupt zur Ernährung oder Labung des Menschen geeignet sind, durch Feuer, Wasser und Salz ihre nahrsame, erquickende und ergötzliche Eigenschaft.« Er beansprucht den berühmten Ausspruch von Horaz für die Kochkunst: »Vermische Nützlichkeit mit Anmut.« Weiter heißt es: »Ergötzliches aber bringt sie auf zweierlei Wegen hervor; zunächst, indem sie dem voranbenannten Zwecke (Anmerkung: Ernährung und Labung) nachgeht, denn alle nahrhaften und gesunden Speisen sind meist auch wohlschmeckend; sodann indem sie zu den bloß nahrhaften Gerichten und Speisen eine pässliche Würze hinzufügt, ihnen dabei auch ein wohlgefälliges Ansehen gibt.«

Die Nahrhaftigkeit darf, so Carl Friedrich von Rumohr, unter keinen Umständen, wie es leider nur so oft geschieht, durch überkünstelte Zubereitungen unterdrückt oder vernichtet werden. Im Gegenteil soll man jederzeit dahin streben, sie zu erhalten, zu entwickeln und zu erhöhen. Besser kann man die Anforderungen an Kochkunst auch heute nicht definieren.

Eng mit der Entwicklung des Kochens ist die Geschichte der Kochbücher verbunden. Kochbücher, die neben Rezepten auch Ratschläge zu Gesundheitsfragen, Tischsitten und Haushaltsführung enthielten, gibt es bereits seit der Antike. Der bekannteste Kochbuchautor der Antike war der Römer Apicius, Küchenchef von Lukullus, dem ersten berühmten Gourmet. Die diätetischen Ansprüche der Antike wurden später in den Kochbüchern des Mittelalters fortgesetzt.

Kochen – eine erlernbare Kunst wie Lesen und Schreiben

»Man muss essen, um zu leben, und man will nicht alle Tage einerley essen. Die Bereitung so mancherley Speisen, in gewisser Mäße und Ordnung, erfordert sowohl Wissenschaft als auch Übung.«

Dieses Zitat aus der »Germershausener Hausmutter« aus dem Jahre 1778 deutet auf einen Wandel im Hinblick auf die Nahrungsaufnahme hin: Zunehmend macht man sich Gedanken darüber, was für den Menschen zuträglich und zur Erhaltung seiner Gesundheit von Vorteil ist, und zunehmend begreift die Gesellschaft, dass das Wissen hierüber und seine praktische Anwendung bei der Zubereitung schmackhafter Speisen ein nicht zu unterschätzendes Know-how erfordert.

Im 18. und 19. Jahrhundert bildeten sich immer stärker zwei Pole aus: So hatte die Unterschicht Mühe, täglich die Teller zu füllen, immer im Bestreben, den bloßen Hunger zu stillen, während die Oberschicht der verfeinerten Küche frönte. Für das Bürgertum trat zunehmend die funktionale Seite des Essens in den Vordergrund. Der Nutzen lag in der richtigen Auswahl der Lebensmittel und Speisen, aber auch in ihrem Wohlgeschmack und in erquicklichem Aussehen. Immer stärker wurde anerkannt, dass die Kochkunst einen Lernprozess voraussetzt. So kamen ab Mitte des 18. Jahrhunderts vermehrt Schriften auf den Markt, die sich besonders mit diesem Bereich befassten. Carl Friedrich von Rumohr hat in dem bereits erwähnten lehrreichsten aller gastronomischen Werke den »Geist der Kochkunst« für alle Zeiten gültig beschrieben und sowohl Kochbuchkritik geübt als auch eine faszinierende Lebensmittel-Warenkunde verfasst.

Wo haben Sie Kochen gelernt?

Mit Kochbüchern gegen den Einheitsbrei

Die Anzahl von Kochbüchern auf dem Markt ist unübersehbar groß geworden, und fast jeder Haushalt verfügt gleich über mehrere Exemplare. Kochbücher der Nationalitätenküche – zum Teil mit Reisebeschreibungen kombiniert –

wecken Urlaubserinnerungen. Im Feinschmeckerrestaurant und am heimischen Herd erwärmt man sich zunehmend für die Vorzüge der regionalen und saisonalen Küche. Französische und italienische Kochbücher sowie Rezepte von Sterneköchen machen, auf Hochglanz getrimmt, vor allem den Feinschmeckern Appetit bzw. lassen sie in Erinnerungen schwelgen, wenn sie zuvor in entsprechenden Gourmettempeln vorzüglich bekocht wurden.

In sogenannten Schul- und Lehrkochbüchern erfahren die Mengenangaben von Fett und Eiern eine zeitgemäße Einschränkung, weil sie in dem Maße, wie wir sie in älteren Kochbüchern angegeben finden, unserem Körper bei leichter Arbeit nicht mehr zuträglich sind. Im Fernsehen und sogar als publikumswirksame Live-Veranstaltungen in großen Hallen haben Kochshows mit Prominenten ein zusätzliches Publikum erobert. Kochevents sind »in«, obwohl eindeutig die Talkshow mit Unterhaltungscharakter im Vordergrund steht. Kochen lernen kann man eher anhand der klassischen Kochbücher und in Kochkursen. Dennoch zeigt all dies das zunehmende öffentliche Interesse am Thema Lebensmittel und Rezepte, Kochen, Essen und Genießen.

Auch bei Diäten: Genießen erwünscht

Diätkochbücher für alle, die an einer ernährungsmitbedingten Stoffwechselerkrankung (zum Beispiel Diabetes mellitus) leiden oder abnehmen wollen, begegnen mittlerweile erfolgreich dem Vorurteil, dass gesunde Ernährung beziehungsweise Diät nicht schmackhaft sein könne. Diese Kochbücher legen naturgemäß mehr Wert auf den gesundheitlichen Aspekt von Lebensmitteln und deren Zubereitung.

Vegetarische Kochbücher gingen von Anfang an eher auf Konfrontation zu den alten Kochbüchern, in denen nur der Geschmack der Speisen maßgeblich war. Sie forderten eine Küchenreform und Besinnung auf den eigentlichen Zweck der Ernährung: »Wir leben nicht, um zu essen, sondern wir essen, um zu leben.« Von dem erhobenen Zeigefinger ist Gott sei Dank in den neuen vegetarischen Kochbüchern nichts mehr zu spüren. Grünzeug hat besonders in Zeiten der allgemeinen Verunsicherung, was die Qualität des Lebensmittels Fleisch betrifft, längst auch für Gourmets Hochkonjunktur. Und so kommen die neuen vegetarischen Gerichte knackig, frisch und kreativ daher. Übrigens: Die Bandbreite der meisten Rezepte stammt nicht von den vier bis fünf Fleischarten, sondern von der Vielfalt der pflanzlichen Zutaten wie Gemüse, Hülsenfrüchte, Kräuter, Gewürze, Obst, Kartoffeln und Getreide.

Fress-, Gesundheits- und Fitness-Wellen brachten jeweils eigene Kochbücher mit sich. Olympia-Ärzte taten sich mit Fernseh- bzw. Sterneköchen zusammen und brachten Sportlerkochbücher heraus. Von der Olympia-Diät bis zum Fitmacher-Kochbuch reichen die praxisnahen Vorschläge für alle, die sich fit essen möchten.

Eine leichte, kreative Fitnessküche mit Lust auf Genuss, darauf setzen auch Zeitschriften wie »Fit for Fun«. Genuss- und Fitnessexperten haben sich zusammengetan, so dass bei den Rezepten Service und Information Programm sind.

Bleibt zu hoffen, dass Kochbücher nicht weitgehend ungenutzt in den Regalen stehen oder allenfalls als Bilderbücher zur Appetitanregung dienen.

Kochbücher als Kochschule der Nation

»Wo und von wem lernt man kochen?« Mit dieser Frage hat sich die Studie »Kochen in Deutschland«, herausgegeben vom Iglo-Forum (siehe Literaturverzeichnis), befasst. Kochen lässt sich auf verschiedene Art und Weise lernen. Welche Rolle spielen bei diesem Prozess Familie, Schule, Kochkurse – oder kann man sich das Kochen auch selbst beibringen?

Hobby-Köchinnen und -Köche haben ihre Kochkenntnisse überwiegend im privaten Umfeld gewonnen. Mit 75 Prozent aller Nennungen (Mehrfachnennungen waren zugelassen) stehen Mütter, Schwiegermütter, Familie und Verwandte als die Kochlehrer der Nation ganz oben. An zweiter Stelle folgen Kochbücher und Rezeptvorschläge mit 38 Prozent. Von autodidaktischen Erfahrungen berichten 35 Prozent aller Befragten. Es folgen Freunde, Kollegen, Partner mit 23 Prozent, und ganz am Ende rangieren Schule und Kochkurse mit 20 Prozent. Die kochenden Männer haben in 33 Prozent der Fälle ihre Kochkenntnisse von ihrer Partnerin erworben. Männer, die wiederum ihrer Partnerin das Kochen beibringen, gibt es nur ganz selten (1 Prozent).

Kochbücher und TV-Kochshows waren gestern

»Guten App-etit« – so titelt ein Beitrag im »LIVE Lebensart & Gastro-Magazin« des Hamburger Abendblatts vom 24. Juni 2010. Wer iPad, iPhone oder iPod Touch besitzt, kann sich mit Hilfe einer Reihe pfiffiger Applikationen (kurz: Apps) aus dem iTunes-Store Zutatenlisten für den Einkauf einrichten und diese neuen Medien zu anschaulichen Koch- und Küchenhilfen machen. Auch hier stehen prominente Köche Pate für die Praxisumsetzung. Ein Blick in den App-Store und dort in die Rubrik »Apps für Feinschmecker« eröffnet neue Kochwelten. Wen wundert da noch die folgende Überschrift?

Einfluss von Mutters Küche rückläufig

Inzwischen schneidet die Schule bei der Vermittlung von Ernährungsinhalten erstaunlich gut ab. Mittlerweile erfahren 50 Prozent der Schüler nach eigenen Angaben etwas zu diesem Themenkreis. Schüler eher im Biologieunterricht, Schülerinnen eher im Hauswirtschaftsunterricht. Dabei wäre es wichtig, dass beim Thema Essen gerade in der Schule nicht Ernährungslehre nur mit dem Kopf, sondern praxisbezogen auch für den Bauch vermittelt wird. Der Stellenwert des Kochunterrichts muss deutlich aufgewertet werden, ein »Rückzug« aus falsch verstandener Wissenschaftsorientierung ist hier fehl am Platz. Essen und Kochen gehören maßgeblich zum Lebensalltag, und genau dafür lernen wir.

Fazit: Das private Umfeld spielt bei der Vermittlung von Kochkenntnissen immer noch die wichtigste Rolle, doch der

Einfluss geht zurück. Die Schule hilft beim Erlernen praktischer Kochkenntnisse nur wenig. Kochbücher scheinen aufgrund des höheren Stellenwerts bei jüngeren Jahrgängen für den Lernprozess an Bedeutung zu gewinnen. Doch auch das wurde deutlich: Das vielfältige Angebot an Rezepten interessiert zwar die Mehrheit der kochenden Bevölkerung, das genaue Nachkochen ist allerdings nicht so populär. Rezepte werden vor allem als Anregung verstanden. Gespickt mit warenkundlichen Informationen und Ernährungstipps, können Kochbücher und TV-Sendungen und die erwähnten neuen Medien im Vergleich zu so manchem theoretischen Ernährungsratgeber zu leicht verdaulichen Anleitungen für den hoffnungsvollen Kochnachwuchs werden.

Ess- und Kochtypologien

Ob Gesundheitsapostel, Hektiker, Rechner oder Genießer – man kann jedem Esstyp etwas mit auf den Weg geben: dem Gesundheitsapostel, dass Gesundheit und Genuss beim Essen durchaus eine Einheit bilden. Dem Hektiker, dass richtiges Essen den besten Stressschutz bietet, und der Rechner darf seine Ernährung nicht nur in Kalorien, Cholesterin oder als Sonderangebot kalkulieren. Selten gehört jedoch ein Esser nur einer Kategorie an. Der Idealtyp ist der bewusste Genießer. Er bevorzugt frische Lebensmittel, die nährstoff- und aromaschonend zubereitet werden, und liebt Abwechslung beim Essen. Außerdem lässt er sich Zeit für den Genuss und weiß, dass körperliche Fitness nicht zuletzt auch Voraussetzung für Erlebnis- und Genussfähigkeit ist. Fit for fun.

Genießen braucht Zeit.

Deutschlands (Privat-)Köche – noch immer: Frau bekocht Mann!

In der Öffentlichkeit kursiert seit einigen Jahren hartnäckig die Legende vom männlichen Hobbykoch, der angeblich in den deutschen Küchen auf dem Vormarsch ist und regelmäßig die raffiniertesten Menüs zaubert. Man stellt ihn sich vor als kundigen Besucher von Feinkostläden, der für ein exquisites Mahl weder Geld noch Mühe scheut. Die bereits erwähnte Studie »Kochen in Deutschland« hat ergeben, dass Männer, die kochen, im privaten Bereich eine echte Rarität sind. Keinesfalls sind Männer für die regelmäßige, geschweige denn tägliche Zubereitung der Mahlzeiten in deutschen Haushalten zuständig. Für die meisten männlichen Hobbyköche ist das Kochen ein eher seltenes Vergnügen.

Fazit: Alles in allem ist Kochen (und Einkaufen) im Alltag immer noch Frauensache.

Kochen, Essen und Trinken – beliebte Freizeitvergnügen

Es gibt noch mehr Gründe für die Beliebtheit von Kochshows, Küchenduellen und ähnlichen Fernsehsendungen. In der Genusshierarchie steht das »tolle Essen zu Hause« inzwischen sehr weit oben. Der heimische Herd wird mehr und mehr zu einem Bestandteil unserer Freizeitgestaltung. Im Vordergrund stehen auch hier Spaß, Kommunikation und Verwirklichung von Esskultur und Lebensart. Dabei können durchaus Convenience (teilfertige oder vorgefertigte Produkte) und Selberkochen in Einklang gebracht werden. Convenience-Produkte sind keineswegs nur Fast Food für Küchendienstverweigerer. Denn: Köche am heimischen Herd bekennen sich zu einem großen Teil zu tiefgekühltem Fisch und Gemüse als willkommene Hilfe bei der Küchenarbeit.

Wo wir unseren Hunger stillen

Im Gegensatz zu früheren Zeiten, als der Familientisch noch ein Zentrum des sozialen Lebens war, ist das Essen außer Haus heute alltäglich geworden. Kantine oder Mensa ebenso wie Restaurants aller Kategorien versorgen uns mit allen erdenklichen Speisen. Der Hunger lässt sich überall stillen.

Wenn wir ein Restaurant besuchen, erwarten wir jedoch meistens mehr – Stichwort »Erlebnisgastronomie«. Essen und Trinken in allen ihren Facetten sind zu einem wesentlichen Bestandteil unserer Freizeitgestaltung geworden. In diesem Zusammenhang möchte ich Ihnen zwei Begriffe vorstellen, die die beiden Seiten unserer Esskultur verdeutlichen und dabei Gegenpositionen einnehmen.

Fast Food – Slow Food

Das »Essen auf die Schnelle« ist vor allem nachteilig, wenn es hastig verschlungen und nicht bewusst als Mahlzeit wahrgenommen wird. Der Slow-Food-Gedanke betont dagegen den Genussaspekt und das Esserlebnis. Vielleicht sollten wir diesen Anspruch auch öfter auf die kleine, schnell zubereitete Mahlzeit übertragen. »Slow« bedeutet, sich Zeit nehmen zum Essen und Genießen. »Fast« bedeutet vor allem die vereinfachte, schnelle und damit situationsgerechte Nahrungszubereitung beziehungsweise ein entsprechendes Essensangebot. Beide Elemente sind für einen modernen Essstil gleichermaßen wichtig. Persönlich richtige Ernährung heißt auch, situationsgerecht zu essen.

Streit um die Esskultur

»Iss langsam!« Diese uralte chinesische Weisheit, die man einander statt »Guten Appetit!« sagte, wurde zur Hauptforderung der Gegner des »Einheitsessens auf die Schnelle«. Der ganze Ärger begann in Rom: Denjenigen, die schon immer gerne ausgiebig tafelten, verdarb die Einrichtung eines McDonald's-Schnellrestaurants ausgerechnet an der Spanischen Treppe den Appetit. Auch in Frankreich organisieren sich die Langsamesser im Zeichen der Schnecke. Mit Empörung registrierte man hier die zunehmende Zahl von Fast-Food-Lokalen auf der Nobelstraße der Nation, den Champs-Elysées.

Dabei ist der Schnellimbiss keineswegs eine Erfindung unseres hektischen Zeitalters. Die erste Imbissbude bereicherte 1134 als »Brotzeithütte« die gastronomische Landschaft in Regensburg.

Die Trennung von Arbeitsplatz und Wohnung, bedingt vor allem durch die industrielle Revolution gegen Ende des 18. Jahrhunderts, förderte die Entwicklung der Vorläufer von »Quick-Restaurant« und »Heißer Kiste« jedoch erst richtig. Fast Food, das Essen auf die Schnelle, wurde zur neuen Massenverpflegung der Arbeitenden.

Heute ist Fast Food vielfältig – zwei »Klassiker« sind jedoch geblieben: die Frittenbude, die Heinrich Böll einmal als »neuen Ort der Menschlichkeit« bezeichnete, und das Hamburger-Restaurant, das für viele zum Symbol für den Verfall unserer Esskultur schlechthin wurde. Wer über den Hamburger die Nase rümpft, sollte allerdings auch berücksichtigen, dass der braune Bratklops, das »Fleischpflanzerl«, wie es in Bayern genannt wird, zwischen den zwei weichen Brötchenhälften auch der Vorläufer des Edel-Fast-Food in mancher schicken Einkaufspassage war. Was ist eigentlich so schlecht am kleinen Genuss auf die Schnelle? Lange Wartezeiten und dann ein keineswegs überzeugendes Ergebnis auf dem Teller machen auch ein ausgedehntes Essen in manchem Restaurant nicht zum umfassenden sinnlichen Genuss.

Fast Food – super-sized? Nein, danke!

Sie wissen schon – die Menge macht's. 30 Tage lang ernährte sich der New Yorker Filmemacher Morgan Spurlock ausschließlich vom Essensangebot der bekanntesten Fast-Food-Kette, wählte stets die größere statt der normalen Portion. Zusätzlich verbot er sich jede überflüssige Bewegung. Die zu erwartenden verheerenden Folgen für Figur und Gesundheit schildert er in seiner polemisch-amüsanten, aber auch erschreckenden Filmdokumentation mit dem Titel »Super Size Me«. Das Ergebnis war zwar noch dramatischer als erwartet, der Selbstversuch wurde andererseits als »unverantwortliche Entscheidung eines einzelnen Individuums« abgeurteilt.

Dem aufgeklärten Konsumenten steht jedoch in der Fast-Food-Nation USA die Rekrutierungsmacht der Fast-Food-Riesen vor allem bei den jüngsten Essern gegenüber.

Auch das Ergebnis einer größeren wissenschaftlichen Untersuchung – veröffentlicht im »British Journal of Psychiatry« 2009 – stimmt bedenklich. Personen im mittleren Lebensalter, die überwiegend »ungünstige Lebensmittel« wie frittierte Speisen, Wurst, süße Desserts und Weißmehlprodukte – eben Fast Food – verzehrten, hatten ein höheres Risiko, nach fünf Jahren an einer Depression zu erkranken, als solche, die sich vollwertig mit viel Gemüse, Obst und Fisch ernährten. Der Vorteil der gesünderen Ernährung wurde mit dem höheren Anteil an Folsäure, Antioxidanzien und Omega-3-Fettsäuren erklärt.

Fazit: Die individuell richtige Portionsgröße und eine ausgewogene Mischung in einem möglichst abwechslungsreichen Speiseplan sind entscheidende Punkte beim Essen.

Ein gesunder Mix

Fast-Food-Lokale und Slow-Food-Tempel könnten jedenfalls gut nebeneinander bestehen. Die meisten Esser schaffen diesen Spagat ja auch. Die Dreiteilung der Menschheit in Körnerfreaks, schlingende Hektiker und Genussmenschen existiert so jedenfalls nicht. Ein und derselbe Esser wird zu unterschiedlichen Gelegenheiten gesundheitsbewusst, bequem oder schnell essen: Zum Frühstück gibt es Müsli, mittags wird statt eines üppigen Kantinenessens ein Fast-Food-Gericht beim Steh-Italiener eingenommen, und abends lässt man sich Zeit zum ausgiebigen Kochen und Essen oder geht ins schicke Restaurant. Alles in allem sollte man bei der Bewertung der verschiedenen Essstile nicht allzu pessimistisch gleich vom Verfall der Esskultur sprechen. Essen und Trinken sind mehr als Nährstoffaufnahme und Genussbefriedigung. Sie sind auch ein sozialer Akt, das Restaurant ein Ort der Kommunikation und der Entspannung. Diese soziale Komponente kann am gedeckten Tisch im Restaurant ebenso – oder auch nicht – stattfinden wie am Tresen oder Stehtisch eines Fast-Food-Betriebes.

Was ist Fast Food heute?

Bei dem Begriff Fast Food denken viele zuerst an den brötchenumhüllten Burger. Doch dieser hat neben den obligatorischen Pommes frites längst illustre Gesellschaft bekommen, beispielsweise Fisch aus dem Backofen, bereits vorgegart oder schon belegt. Nahezu an jeder Ecke bekommt man mittlerweile eine schnelle, kleine Mahlzeit: beim Bäcker, beim Metzger, in der Pizzeria, beim Türken, im Fischladen, an den diversen Imbissständen und in Selbstbedienungsrestaurants.

Fast-Food-Mahlzeiten müssen innerhalb weniger Minuten fertiggestellt und ohne großen Aufwand verzehrt werden können – »schnell« sind also die Art der Zubereitung und der Service. Das muss sich nicht unbedingt auf das Esstempo übertragen. Der Nachteil vom schnell mal nebenbei verzehrten Fast Food ist vor allem, dass das eigentliche Esserlebnis fehlt und das meist im Stehen Verzehrte gar nicht als Mahlzeit registriert wird. Damit fehlt Zeit für Sättigung und Genuss. Das Angebot in den Fast-Food-Restaurants ist standardisiert, die Atmosphäre funktional, der Arbeits-, Verkaufs- und Verzehrsablauf wird offengelegt. Im Restaurant oder an der Imbissbude werden lediglich die Endgarung, Garnierung und Verpackung der vorgefertigten Produkte vorgenommen. Das Verhältnis zwischen Verkäufer und Konsument ist unkompliziert, die Sprache teilweise reduziert: »Einmal Pommes rot-weiß«, lautet etwa die allgemeinverständliche Bestellung einer Portion Pommes frites mit Tomatenketchup und Mayonnaise.

Das Fast-Food-Angebot ist vielseitiger, als man denkt

- Im **Fast-Food-Restaurant** erhält man im Wesentlichen verschiedene Burger, Whopper und Macs, Pommes frites, frittiertes Geflügelfleisch (z. B. »Kentucky Fried Chicken«), Softdrinks von Cola bis Milchshake und diverse Salate.
- Der **Stehimbiss,** inzwischen vor allem eine Domäne ausländischer Gastwirte, verkauft meist Pizza, Döner Kebap oder das griechische Gyros, aber auch heiße Croissants und viele andere Gerichte.
- Nach wie vor gibt es natürlich auch noch die klassische **Imbissbude** mit gegrilltem Hähnchen, Curry-, Brat- und Bockwürstchen und den obligatorischen Fritten.
- Auch **Lebensmittelläden wie Metzgereien, Fischgeschäfte und Bäckereien** haben inzwischen ihre Schnellimbissecken eingerichtet und servieren dort Eintöpfe, Hackfleisch- oder Fischfrikadellen, Fischbrötchen und Salate bzw. Kuchen und warme Croissants mit Kaffee.
- Auch die »Alternativen« haben inzwischen Fast Food entdeckt. In **Naturkostläden, Vollkornbäckereien oder auf Wochenmärkten** findet man Imbissstände mit Vollkorngebäck, Aufläufen, Eintöpfen, Salaten, vegetarischen Burgern und anderen klei-

nen Gerichten, serviert mit frisch gepressten Obst- und Gemüsesäften.

- In noblen Einkaufspassagen gibt es inzwischen **Schlemmerimbisse** mit Edel-Fast-Food wie Austern, Hummer, Krabben, Feinkostsalaten und -sandwiches. Dazu werden den zahlungskräftigen Gästen Champagner, Wein und Sekt kredenzt.
- Eine neuere Erscheinung sind **Suppenküchen** bzw. -imbisse mit wechselndem Angebot von Hausmannskost bis exotisch-extravagant, die neben Salat eine ideale schnelle und leichte Mahlzeit sind.

Fast Food international

Vor allem in Großstädten braucht sich der eilige Gast längst nicht mehr nur mit Burgern oder Würstchen zu begnügen: Sushi, den japanischen Snack aus Fisch, Gemüse und Reis, isst man mit Fingern oder Stäbchen. Frühlingsrollen und Dim-Sum, kleine Hors d'œuvres aus gefüllten Teigtaschen, sind koreanische und chinesische Fast-Food-Varianten. Hinzu kommen jede Menge weiterer asiatischer Schnellimbiss-Angebote zum Beispiel aus dem Wok. Und das türkische Döner Kebap, jenes dünne, auf dem Drehspieß gegrillte Lamm- oder Hammelfleisch, ist das Pendant zum griechischen Gyros. Das wohl vielseitigste schnelle Essen ist die italienische Pizza, die sich nahezu jeder Geschmacksrichtung anpassen lässt. Spanische Tapas, kleine pikant angemachte

Vorspeisen, und mexikanische Tacos oder Tortillas, die mit einer Fleisch-Gemüse-Mischung gefüllt sind, haben auch hierzulande ihre Liebhaber gefunden. Aus Frankreich kommen Crêpes und gefüllte Croissants, während die Engländer bekanntlich Fish and Chips und die Amerikaner Hamburger und baked potatoes (gebackene Kartoffeln) mit Sour-Cream-Dip bevorzugen. Deutsche, Holländer und Skandinavier essen traditionell gern Würstchen mit Senf oder Soßen.

Fazit: Fast Food ist vielseitiger als sein Ruf. In der Angebotsvielfalt liegt schließlich auch die Chance zum unkomplizierten Genuss, der gelegentlich sogar zur kulinarischen Überraschung werden kann. Gerade in Großstädten gibt es Interessantes aus nahezu jeder Küche dieser Welt zu entdecken.

Fast Food international bietet überraschende Vielfalt.

Slow Food – Die Entdeckung der Langsamkeit

Drei Namen sind mit der von Italien ausgehenden Slow-Food-Bewegung gegen »Hamburger-Hektik« und »Ketchup-Cuisine« verbunden: Bonilli, Portinari und Petrini. Was sie fordern, klingt logisch, zeitgemäß und sympathisch: wider den Einheitsgeschmack, Vielfalt im Angebot, lokale Küchen, die das saisonale und regionale Angebot pflegen und entsprechende landwirtschaftliche Produkte bevorzugen. Die Gründer der Slow-Food-Bewegung treten ein für »edel-einfaches Essen, hergestellt aus den allerbesten örtlichen Produkten zu einem annehmbaren Preis«. Wer möchte das nicht geboten bekommen? Entscheidend ist auch, dass man sich genügend Zeit nehmen muss, um das Essen ausgiebig zu genießen. So schreiben sich die Slow-Food-Anhänger vor allem die Wahrung des Rechts auf Lebensfreude auf ihre Fahnen, und die beginnt bei ihnen auf dem Teller.

Von Slow Food zu Slow Baking

Slow Food hat auch Einfluss auf das Lebensmittelhandwerk, wie das folgende Beispiel zeigt. Von Hand gebacken ist Brot ein echtes Genussmittel. Einen Trend zurück zum traditionellen Backen gegenüber einer vom Preisdruck bestimmten Massenproduktion mit Fertigmischungen setzen auch die Mitglieder des Vereins Slow Baking (»langsames Backen«), Partner der Slow-Food-Bewegung. Es geht um hochwertige Zutaten, Verzicht auf Zusatzstoffe und vor allem viel Zeit bei der Brotherstellung. »Alle Teige müssen als Vorteige geführt werden.« Ein so sorgfältig hergestelltes Brot ist ein schmackhaftes Lebensmittel – auch wenn es »nur« mit Butter bestrichen genossen wird.

Die »Nouvelle Cuisine«: einfach, frisch und natürlich

Über Slow Food nachdenken heißt auch, sich an die Ziele der so genannten »Nouvelle Cuisine« zu erinnern, jener Küchenerneuerung aus Frankreich. Nach 1960 bezeichneten Henri Gault und Christian Millau den neuen Kochstil, wie er von Paul Bocuse, Roger Vergé und den Brüdern Troisgros praktiziert wurde, als »nouvelle cuisine«. Sie legten zehn gemeinsame Merkmale fest:

- Es sollte so einfach wie möglich und ohne unnötige Komplikationen gekocht werden.
- Die Garzeiten sind verkürzt.
- Es wird wieder Wert auf den natürlichen Eigengeschmack der Speisen gelegt.
- »Cuisine du marché«: Die Ware kommt möglichst frisch vom Markt.
- Die früher üblichen gigantischen Speisekarten mit vorwiegend vorgefertigten Gerichten werden ersetzt durch eine kleine Auswahl frisch zubereiteter Speisen.
- Es wird darauf verzichtet, Fleisch in strengen Marinaden einzulegen und dem Wild einen »haut goût« (Wildgeruch) zu verleihen.
- Ebenso wird auf schwere Soßen und Mehlschwitzen verzichtet. Stattdessen bevorzugt der Koch der Nouvelle Cuisine frische Butter, frische Kräuter, Zitronensaft und Essig.
- Die Anregungen für die Rezepte kommen vorwiegend aus der regionalen Küche.
- Die neue leichte Küche orientiert sich an ernährungsphysiologischen Erkenntnissen.
- Bei der Zusammenstellung von Gerichten und Menüs regieren vor allem Phantasie und Erfindungsreichtum.

Gesunde Rückbesinnung

Schnell verband sich mit der Nouvelle Cuisine auch eine gewisse »Starkochkultur«. Schon um die Mitte der 1980er Jahre gab es erste Anzeichen von Kritik daran. Gerade was den letzten Punkt betraf – »Bei der Zusammenstellung von Gerichten und Menüs regieren vor allem Phantasie und Erfindungsreichtum« –, schoss die Phantasie oft über das eigentliche Ziel hinaus, so dass die Gebilde auf den Tellern spöttisch als »Ikebana« bezeichnet wurden. Auch die allzu reichliche Verwendung exotischer Zutaten ist eine eher negative Entwicklung. Beim Feinschmecker kam bald Sehnsucht nach Bodenständigerem und Ursprünglicherem auf. Die regionale Küche erfuhr daraufhin eine deutliche Aufwertung, traditionelle Gerichte wurden unseren Arbeits- und Lebensbedingungen entsprechend abgewandelt. Positiv zu bewerten ist in jedem Fall das Bemühen um eine einfachere Kochkunst, um die Verwendung von weniger Zutaten bei sorgfältiger Auswahl der Rohstoffe und das Bestreben, deren natürlichen Eigengeschmack zu erhalten. Dadurch unterscheidet sich der Geschmack der verschiedenen Gerichte stärker voneinander, weil ihre Zutaten nicht mehr hinter einer allgegenwärtigen Gewürzmischung oder den immer gleichen Grundsoßen versteckt werden.

Gegen den Einheitsgeschmack

Der Einheitsgeschmack und die Standardisierung des Essens, die ja zum dominierenden Merkmal der Fast-Food-Ketten und auch der Küchen, die überwiegend mit vorgefertigten

Produkten arbeiten, geworden sind, werden von den Slow-Food-Anhängern am entschiedensten abgelehnt. Sie fordern individuelle Geschmacksbildung und ein differenziertes Geschmacksempfinden. Letztendlich wird auch die Gesundheit teilweise zu einer Geschmacksfrage, wenn wir an die Verwendung von Salz, Zucker und Fett denken.

Genussfähigkeit und die Freude daran sind die besten Voraussetzungen für eine individuell richtige Ernährung. Deshalb ist es auch so wichtig, Kinder und Jugendliche nicht vorzeitig durch ein einseitiges Lebensmittel- und Speisenangebot in ihrer (Geschmacks-)Entwicklung zu prägen und festzulegen. Der Verlust an häuslicher Kochfertigkeit ist vor diesem Hintergrund ebenso zu beklagen wie die mangelnde Kenntnis des natürlichen Eigengeschmacks frischer Lebensmittel.

Auch Ernährungsexperten müssen Genießen lernen und lehren

Prominente deutsche und internationale (Fernseh-)Köche engagieren sich bereits für die an Lebensmitteln orientierte Geschmacksbildung von Kindern und Jugendlichen in schulischen Projekten. Mehr dazu erfahren Sie im Kapitel 5 ab Seite 165.

Auch die Ausbildung von Oecotrophologinnen als Ernährungsexpertinnen wird von diesem Trend beeinflusst. Die Hochschule Fulda, Fachbereich Oecotrophologie, geht dabei mit gutem Beispiel voran. Unter »Aktuelles aus dem Fachbereich« wurde am 16. April 2010 die nachfolgende Meldung veröffentlicht:

»Johann Lafer hat Lehrtätigkeit an der Hochschule Fulda aufgenommen.

›Ich möchte Oecotrophologen zu Gourmets machen‹, sagte Sternekoch Johann Lafer am Freitag in seiner öffentlichen Antrittsvorlesung als Lehrbeauftragter der Hochschule Fulda. Unter Gourmet verstehe er dabei keineswegs nur den Dauergast in Sternerestaurants. ›Gourmet zu sein bedeutet vielmehr, sich ein kulinarisches Weltbild zu erschließen, in dem Aromen und Gewürze die Phantasie und die Sinne beflügeln.‹ Lafer unterrichtet in diesem Sommersemester Studentinnen und Studenten der Oecotrophologie mit dem Ziel, ihnen Kompetenzen in puncto Geschmack und Genuss zu vermitteln. ›Ich sehe meine Aufgabe darin, etwas für die kulinarische Bildung in Deutschland zu tun. Es geht um das systematische Erforschen des guten Geschmacks‹, brachte er die Inhalte seines Lehrauftrags auf den Punkt. Im Blick hat der Sternekoch dabei vor allem eine gesunde Schülerverpflegung. So plädierte er dafür, die Themen Kochen und Essen zu einem Grundanliegen von Schule und Bildung zu machen. Das Wissen um gesunderhaltendes und genussvolles Essen und Trinken gehöre ebenso zur Allgemeinbildung wie Rechnen, Schreiben, Fremdsprachen und Naturwissenschaften. ›Wir müssen dafür sorgen, dass Kinder ein positives Verhältnis zu guten und gesunden Lebensmitteln aufbauen‹, forderte Lafer. ›Der Geschmack und unsere Sinne geben uns alle Möglichkeiten, Erfahrungen zu sammeln.‹ Die von ihm ausgebildeten Oecotrophologen sollen künftig unter anderem als Schuloecotrophologen die Lust am Genießen gesunder Lebensmittel vermitteln.

In drei Blockvorlesungen wird der Sternekoch den Studierenden die Grundzüge der Kulinaristik vermitteln und Antworten auf die Fragen geben:

- wie sich regionale und saisonale Produkte mit der richtigen Kochtechnik genussvoll zubereiten lassen,
- wie sich die Sinne bilden lassen und wie Genuss erlernbar ist und
- welche Zutaten eine konzentrations- und leistungssteigernde Schulverpflegung ausmachen.«

»Kulinaristik als Teilgebiet der Oecotrophologie ist notwendig«, unterstrich Prof. Dr. Georg Koscielny, Leiter des Forschungsprojekts Schuloecotrophologie. Prof. Dr. Christoph Klotter, Dekan des Fachbereichs Oecotrophologie, sieht in dem Brückenschlag zwischen Wissenschaft und Kochkunst einen neuen Ansatz für die Ernährungskommunikation: »Von Johann Lafer wollen wir erfahren, wie wir Jugendliche über das Erleben und den Genuss erreichen können, wie wir es schaffen, dass junge Menschen mehr Spaß am Essen haben und daran, Lebensmittel auszuwählen, einzukaufen und zuzubereiten.« Ziel sei es, nicht nur Ernährungswissen zu vermitteln, sondern Ernährungskompetenz aufzubauen. Eine Kompetenz, die es ermögliche, den Ernährungsalltag selbstbestimmt zu gestalten. Die bisherige Ernährungskommunikation gelte als gescheitert. »Wir wissen heute, dass wir es mit einer rein kognitiven Wissensvermittlung, mit moralisierender, rationaler Kommunikation nicht schaffen, Kinder und Jugendliche für eine gesunde Ernährung zu interessieren«, betonte Klotter. Umso wichtiger sei der Zugang zu dieser Zielgruppe über den Geschmack und den Genuss.

Johann Lafer hat zunächst einen Lehrauftrag für das Sommersemester 2010. Eine Fortsetzung im Wintersemester 2010/2011 ist geplant. Für eine gesunde Schülerverpflegung engagiert sich Lafer bereits seit 2009 als Schirmherr des vom Bundesministerium für Bildung und Forschung (BMBF) geförderten Projekts »take54you«, das eine gesunde Schülerverpflegung mit Ernährungsbildung verzahnt.

Kulinarische Bildung gehört an Schulen und Hochschulen.

5. Mit allen Sinnen genießen

Die Welt mit dem Mund, dem Geschmackssinn und dem Riechorgan zu erkunden gehört zu unseren elementarsten, in die früheste Kindheit zurückreichenden Aktivitäten. Der physiologische Aspekt der Sinne ist es, die Nahrung vor dem Verzehr zu analysieren und den Körper auf die Verdauung vorzubereiten. Schließlich ist der Geschmackssinn die letzte Kontrollinstanz, bevor die Nahrung heruntergeschluckt wird.

Eine Frage des Geschmacks

Jeder Mensch hat seinen eigenen Geschmack. Das betrifft nicht nur die nützlichen und schönen Dinge des täglichen Lebens wie Kleidung, Kunst oder Wohnungseinrichtung, sondern auch Vorlieben für bestimmte Speisen und Getränke. Unsere Präferenzen (aber auch Aversionen) für ein bestimmtes Nahrungsmittel gegenüber einem anderen resultieren aus einem komplexen Wechselspiel vieler Faktoren und gehen unter anderem auch auf frühere Esserfahrungen, ethnische Gebräuche und die physiologischen Reaktionen auf das Essen zurück. Eines ist klar: Geruchs- und Geschmacksempfindungen sowie die äußere Erscheinung des Essens spielen für die Nahrungswahl eine entscheidende Rolle.

Naschkatzen oder Fleischwölfe – Genderforschung auch beim Thema Essen

Während Männer häufiger Schnitzel und Steak, deftige und stark gewürzte Speisen bevorzugen, fühlen sich Frauen eher zu leichten und milden Speisen hingezogen, präferieren Gemüse-, Reis- und Nudelgerichte und ernähren sich zum größeren Teil vegetarisch.

Frauen gelten trotz ausgeprägter Affinität zu Diäten im kulturellen Bewusstsein als die typischen Naschkatzen. Ihre Nähe zum Süßen zeigt sich daran, dass Kuchenbüfetts, Konditoreien und Kaffeekränzchen traditionell ein weibliches Terrain sind, auch wenn Männer der Statistik zufolge Süßigkeiten mehr zusprechen, als vielfach angenommen wird. Angeblich typisch weibliche oder männliche Geschmackspräferenzen oder Essstile entsprechen nicht immer der Wirklichkeit. Einen Einblick in das interessante Forschungsgebiet geschlechtsspezifischer Unterschiede im Essverhalten und ihre kulturelle Bedeutung verschaffen die lesenswerten Veröffentlichungen der Soziologin Dr. Monika Setzwein (siehe Literaturverzeichnis, Seite 213).

Doch zurück zur grundsätzlichen Bedeutung von Sinneswahrnehmung und Essensentscheidung. Eines ist klar: Zur gesamten sinnlichen Wahrnehmung bei der Nahrungsaufnahme gehören neben Geruch, Geschmack und Farbe auch Mundgefühl (mit »Biss«, knusprig, cremig oder saftig) und

Temperatur. Nach neuesten Untersuchungen können die Empfindungen süß und sauer bereits allein durch eine Temperaturänderung auf der Zunge hervorgerufen werden. Diese Stimulation der temperaturempfindlichen Nervenzellen trägt auch zur Verstärkung des eigentlichen Geschmacks bei.

Genuss ist also ein komplexes Wahrnehmungsgefühl, an dem viele Komponenten und Eindrücke beteiligt sind. Erst der Gesamteindruck vermittelt den Genusswert eines Lebensmittels. Indem Lebensmittel und Speisen alle Sinne wie Sehen, Riechen, Fühlen, Schmecken und Hören ansprechen, wirken sie appetitlich und verführerisch. Auf Frische sprechen wir besonders an, da sie auf verschiedenen Ebenen guten Geschmack und Geruch, einladende natürliche Farben, ansprechende Konsistenz sowie optimalen Vitamingehalt signalisiert.

Geschmackserinnerungen erzählen Lebensgeschichte

Geschmackserinnerungen können zu den schönen Dingen des Lebens zählen. Viele von uns haben beispielsweise lebhafte Erinnerungen an verlockende Wohlgerüche, die in unserer Kindheit bei unserer Mutter oder Großmutter durch das Haus zogen. Geschmackserinnerungen können aber auch wahre Gaumenqualen sein, wie zum Beispiel der schauderhafte Löffel Lebertran, den früher viele Kinder schlucken mussten, um groß und stark zu werden.

In sehr jungen Jahren wird der Geschmackssinn nicht selten für das ganze Leben zumindest als eine gewisse Messlatte geprägt. So beklagt ein beleibter und leidenschaftlicher Esser im sehr lesenswerten Buch des Hamburger Kulturforschers Andreas Hartmann mit dem Titel »Zungenglück und Gaumenqualen«, dass es durchaus kein Vorteil sei, wenn man für sein Leben gerne isst, »immer aber dabei einer Geschmacksrichtung nachspürt, die es einfach nicht mehr zu geben scheint. Was hilft es da, wenn man sich einzureden versucht, dass man früher, weil man arm war, einfach alles Essbare viel mehr schätzte. Und doch jage ich diesem Grundmuster nach und bin kulinarisch wohl heute einer der unzufriedensten und also auch unglücklichsten Esser. Womöglich esse ich deshalb auch so viel, weil ich immer auf der Suche bin.«

Geschmackserinnerungen sind sinnliche Medien der eigenen Lebensgeschichte. So gibt uns dann unser Geschmackssinn einen vermeintlich zuverlässigen Schlüssel zur eigenen Geschichte an die Hand. Die Besinnung auf Geschmackserlebnisse bezieht sich, so der Volkskundler Andreas Hartmann, nämlich nicht allein auf Essen und Trinken, sondern auf den ganzen Fächer des einstigen Alltags. Nichts erinnert so sehr an eine vergangene Situation wie Duft und Geschmack. So gesehen sind unsere Sinne »historische Organe«.

Sensorik – Ausflug ins Reich der Sinne

Nüchtern ausgedrückt bedeutet Sensorik die Beurteilung sinnenfälliger Eigenschaften eines Lebensmittels. Die Sinnenprüfung ist sowohl im Alltag als auch in der Wissenschaft ein wichtiges Instrument zur Qualitätsbeurteilung von Lebensmitteln. Der Geschmack gilt als wesentliche Antriebskraft für menschliches Ernährungsverhalten. Während der Hunger uns zum Essen auffordert, der Appetit uns einlädt, ist es der Geschmack, der dem Appetit sein Ziel gibt und Essen zu einem angenehmen Erlebnis werden lässt. Neben dem Geschmack gilt der Geruch als treibende Kraft unserer Verzehrgewohnheiten.

Geschmack und Geruch bestimmen unsere Nahrungswahl.

Schmecken – Wie funktioniert das?

Schmecken bezeichnet den Sinn, der mit den so genannten Geschmacksknospen an der Zunge gespürt wird. Bereits zu Anfang des 19. Jahrhunderts konnten Physiologen zeigen, dass der unterschiedliche Nahrungsgeschmack lediglich von vier Grundgeschmacksqualitäten – süß, sauer, salzig und bitter – bestimmt wird. Nur diese kann der Mensch als »reinen« Geschmack empfinden. Inzwischen konnte »umami« als weiterer Grundgeschmack beschrieben werden. Umami ist japanisch und bedeutet »köstlich, abgerundet«. Der für die asiatische Ernährungsweise typische Umami-Geschmack der Aminosäure Glutamat haftet natürlicherweise vor allem Sojaprodukten und dem bekannten Geschmacksverstärker Natriumglutamat an.

Stark umstritten: der Geschmacksverstärker Glutamat

Glutamat findet sich natürlicherweise in fast allen eiweißhaltigen Lebensmitteln. Mit der durchschnittlichen Mischkost nehmen wir täglich 8 bis 12 Gramm Glutamat auf. Als Geschmacksverstärker eingesetzt liegt Glutamat in freier Form vor und wird vielen Lebensmitteln, insbesondere Fertiggerichten, Soßen und Würzmitteln zugesetzt. Der zum Würzen häufig verwendete Hefeextrakt wirkt durch seinen natürlichen Gehalt an Glutamat geschmacksverstärkend.

Die Weltgesundheitsorganisation (WHO) und auch die Deutsche Gesellschaft für Ernährung (DGE) halten die Glutamataufnahme mit der Nahrung, insbesondere bei rationeller Verwendung von Glutamat zur Würzung, für die Allgemeinheit gesundheitlich für unbedenklich. Dennoch wirft der Einsatz von Glutamat immer wieder Fragen nach der Verträglichkeit auf. So gab es in den USA zahlreiche Fallberichte, bei denen Unverträglichkeitsreaktionen mit Symptomen wie Prickeln im Gesicht, an Nacken, Schultern und Oberarmen, Kopfschmerzen, Übelkeit, Schwächegefühl und Herzklopfen nach dem Verzehr von Speisen in chinesischen Restaurants aufgetreten sind. Dadurch manifestierte sich schnell der Begriff »Chinarestaurant-Syndrom«. Als mögliche Ursache der Beschwerden wurde unter anderem auch Glutamat genannt, das in chinesischen Küchen eine stärkere Verwendung findet als anderswo. Allerdings stammen diese Berichte fast alle aus den USA und nicht aus dem asiatischen Bereich, wo erheblich größere Mengen an Glutamat verzehrt werden. Außerdem zeigten sich die Unverträglichkeitsreaktionen auch nach dem Essen in nichtchinesischen Restaurants. Doppelblindversuche an Personen, die angaben, das Chinarestaurant-Syndrom trete bei ihnen auf, ergaben keinen Hinweis auf Glutamat als Ursache.

Längst gehen aber die Bedenken weiter. So wird von neurologischen Störungen bis hin zum Zusammenhang von Übergewicht und reichlichem Glutamatverbrauch berichtet. Auch hier fehlen eindeutige wissenschaftliche Untersuchungen.

Trotzdem kann heute nicht ausgeschlossen werden, dass es Menschen gibt, die individuell sensibel auf Glutamat reagieren. Hier empfiehlt es sich, auf die Kennzeichnung der Lebensmittel zu achten und Produkte – einschließlich der Würzmittel, die Glutamat enthalten – zu vermeiden.

Tipp: Verfeinern Sie Ihren Geschmack durch Geschmackstraining, werden Sie sensibel für den Eigengeschmack wenig verarbeiteter und aromaschonend zubereiteter Lebensmittel. Schmecken Sie mit reichlich frischen, tiefgefrorenen oder gefriergetrockneten Kräutern und Gewürzen ab.

Scharf als Geschmack gibt es nicht

Die Vielfalt der Geschmacksausprägungen, die nicht nur der Feinschmecker zu schätzen weiß, sind wohl Mischungen und unterschiedliche Intensitäten. Zusätzlich können von der Schleimhaut der Mundhöhle und der Zunge Empfindungen wie »scharf« und »adstringierend« (= zusammenziehend) empfunden werden. Die Schärfe beruht auf einer direkten Beeinflussung der Nervenleitung beispielsweise durch die scharfen Inhaltsstoffe von Pfeffer oder Chili.

Schärfe bedeutet, dass geringfügige Schmerzen in der Zunge verursacht werden. Es kommt zu einem Scharf- und Heißgefühl. Ob man diese Schmerzen als angenehm oder eher unangenehm empfindet, ist individuell verschieden. Ein Zuviel an Scharfstoffen kann schließlich zur Zerstörung von Geschmacksknospen führen. Auch hier ist das richtige Maß beim Würzen von Speisen zu beachten.

Das eigentliche Geschmacksorgan ist die Zunge. Die Anatomie der Zunge zeigt, dass die für die vier Grundgeschmacksrichtungen empfindlichen Geschmacksknospen auf verschiedene Regionen verteilt sind: »süß« schmecken wir im Bereich der Zungenspitze, »bitter« hauptsächlich am Zungenhintergrund, »salzig« am Zungenrand und »sauer« mehr in der mittleren Region des Zungenrandes. Aber auch im Gaumenbereich schmecken wir noch, wobei insbesondere »bitter« ziemlich intensiv hinten wahrgenommen wird. Jemand, der entsprechend genießen möchte, ergründet daher den Gesamteindruck, indem er einen Bissen nicht herunterschlingt, sondern bewusst im wahrsten Sinne des Wortes auskostet.

Die Geschmacksqualität »fettig«

Aus physiologischer Sicht ist die Vorliebe für Fettiges durchaus sinnvoll. Fettreiches Essen hat eine hohe Energiedichte, vermittelt Sattheit, Zufriedenheit, erhöht die Ausscheidung körpereigener Opiate und begünstigt Langzeitpräferenzen für diese Lebensmittel durch positive Verstärkung. Auf Fett verzichtet man ungern, da es Geschmacksträger ist und für die cremige Konsistenz vieler Produkte sorgt. Die Vorliebe für fettige Speisen gereicht wiederum dem zum Nachteil, der aufgrund eines geringen Energieumsatzes durch allzu viel Fett im Essen übergewichtig wird (vgl. Seite 101).

Wahre Genießer essen langsam

Der Grundfehler vieler unbefriedigter Esser ist, dass für sie der Mund nichts anderes ist als ein »Tunnel« zwischen Außenwelt und Magen. Die wichtigste Empfehlung für ein verändertes Essverhalten, ganz im Sinne von Geschmackstraining, lautet daher: Langsam essen! Das bedeutet, einen Bissen gut zu kauen und ihn eine Weile im Mund zu behalten, um den Geschmack vollständig zu ergründen. Dieses bewusste Genießen, bevor man das Verzehrte hinunterschluckt, gilt auch für Getränke.

Letztendlich trägt dieses neue Ess- und Genussverhalten auch dazu bei, dass Sättigung spürbar besser erfahren wird. Das Gehirn benötigt nämlich zirka 20 Minuten nach Beginn der Nahrungsaufnahme, bis es die ersten Sättigungssignale aus dem Stoffwechsel erhält und verarbeiten kann.

Anstatt – wie in manchen Diätprogrammen gefordert –

einen Bissen jedoch »mechanisch« zwanzigmal und noch öfter zu kauen, ist es viel angenehmer, an unseren Genuss-Sinn zu appellieren. Versuchen Sie wie ein Weinkenner den ganzen Geschmacksreichtum in jedem Winkel Ihres Mundes in Erfahrung zu bringen, bevor Sie den Bissen schließlich schlucken. Das können Sie übrigens auch mit ein, zwei Stückchen Ihrer Lieblingsschokolade machen. Jemand, der ein Stück Schokolade wirklich langsam im Mund zergehen lässt, wird befriedigt feststellen: »Das hat mir mehr Genuss verschafft als eine halbe Tafel, die ich gierig verschlinge.«

Langsames Essen und Trinken erhöht den Genuss und trägt zur besseren Sättigung bei.

Haben Sie den richtigen Riecher?

Aromarichtungen werden mit der Nase wahrgenommen. Man unterscheidet blumig, fruchtig, würzig, harzig, brenzlig, faulig. Allerdings sind diese Grunddüfte unzureichend, um die vielfältigen Gerüche unserer Nahrungsmittel hinreichend zu beschreiben. Meistens bilden die einzelnen Stoffe erst im Komplex das typische Aroma eines Lebensmittels. Die Zahl der nachgewiesenen Aromastoffe in den meisten Lebensmitteln übersteigt die Zahl 100. In Kaffee und Kakao finden sich mehr als 500 dieser aromatischen Substanzen. Gewürze mit einem hohen Gehalt an ätherischen Ölen gelten als besonders aromastark.

Gelobt sei, was riecht und schmeckt

Ein Lebensmittel ohne Genusswert stößt meist auf wenig Gegenliebe. Bereits früh in der menschlichen Kulturgeschichte hat man durch Würzen die Qualität der Nahrung aufgewertet. Dabei wurden neben den sensorischen Eigenschaften auch die gesundheitlichen Wirkungen der Gewürzinhaltsstoffe erkannt: Sowohl Speichelsekretion als auch Verdauungssäfte werden durch Aromastoffe stimuliert. Was den Appetit anregt und den Genuss beim Essen steigert, fördert wohldosiert und ausgewogen auch die Verdauungsvorgänge und damit die Bekömmlichkeit und Verwertung unserer Nahrung.

Essen nach dem Lustprinzip unterstellt, dass das Geschmackserlebnis zum allein bestimmenden Motiv für das Ernährungsverhalten geworden ist. In diesem Fall ist das gesundheitliche Gleichgewicht meist gefährdet. Fehlt dagegen eine der für den Genusswert der Nahrung ausschlaggebenden Komponenten wie Farbe, Duft oder Geschmack oder ist nur unzureichend vorhanden, wird die gesamte Sinneswahrnehmung ärmer, und es kann sogar zur Beeinträchtigung der Verdauungs- und Stoffwechselfunktionen kommen.

Die sinnlichen Empfindungen beim Essen und Trinken haben also eine weitaus größere Bedeutung, als lange Zeit angenommen und beim täglichen Kochen und Essen berücksichtigt wurde. Und es kommt noch besser!

Was die Sinne erfreut, hält auch den Körper gesund

Natürliche Farb-, Duft- und Geschmacksstoffe in Obst, Gemüse, Kräutern und Gewürzen, die den Genusswert der Nahrung ausmachen, sind keineswegs überflüssiger Luxus. Als so genannte sekundäre Pflanzenstoffe – auch bioaktive Substanzen genannt – dienen sie nicht nur dem sinnlichen Vergnügen beim Essen, sondern halten uns auch gesund. Frisches, optimal gereiftes Gemüse und Obst sowie viele Küchenkräuter und Gewürze sind nicht nur in puncto Geschmack und Aussehen unschlagbar, sie stecken auch voller gesunder Inhaltsstoffe. Leuchtende Farben und intensive Aromen signalisieren bioaktive Pflanzenstoffe, die vor freien Radikalen schützen und die körpereigenen Abwehrkräfte unterstützen. Auch das gehört zum natürlichen Gesundheitsvorteil der Mittelmeerländerkost. Genießen Sie Tomaten, Paprika, Oliven, Artischocken, Knoblauch, Thymian, Salbei und Rosmarin sowie zum Essen Ihr Glas Rotwein. Übrigens: Viele Küchenkräuter und Gemüsepflanzen sind traditionell bewährte »Naturheilmittel«. Ärzte und Ernährungswissenschaftler raten heute übereinstimmend zur Ampelernährung, das heißt: Kombinieren Sie am besten täglich grüne, gelbe und rote Früchte und Gemüse, um in den Genuss der ganzen Vielfalt von gesundheitsfördernden und die Sinne erfreuenden Stoffen im Essen zu kommen.

Kräuter und Gewürze sind »Vitamine« für die Sinne.

Volles Aroma – kunstvoll der Natur nachgebaut

Ähnlich wie Vitamine sind auch Geruchs- und Geschmacksstoffe empfindlich bei der Be- und Verarbeitung von Lebensmitteln. Die weiterverarbeitende Lebensmittelindustrie kann das, was verloren geht, auf verschiedene Art und Weise ersetzen. Prinzipiell können dabei drei Wege beschritten werden:

- Natürliche Aromen werden nur aus natürlichen Produkten (Pflanzen, Pflanzenteilen, Gewürzen, Fruchtschalen, Früchten) gewonnen.
- Naturidentische Aromen werden künstlich hergestellt, müssen aber in ihrer chemischen Struktur mit den natürlichen identisch sein.
- Künstliche Aromen sind rein synthetisch hergestellte Aromen. Sie weisen einen mit dem Naturaroma vergleichbaren Geschmack oder Geruch auf, müssen aber chemisch nicht identisch damit sein.

So ist zum Beispiel Vanilleessenz ein natürliches, Vanillin ein naturidentisches und Ethylvanillin ein künstliches Aroma.

Über Geschmack lässt sich bekanntlich (nicht) streiten

Dass sich über Geschmack nicht streiten lässt, sieht der Geschäftsführer von Slow Food Deutschland, Andreas Arcais, anders: »Über Geschmack muss gestritten werden, sonst vergeht er uns zusammen mit dem Appetit.« Im Zusammenhang mit »geschmackvollen« Massenprodukten, die unabhängig von den Jahreszeiten immer zu haben sind, sieht er eine Prägung von Geschmack und Vorlieben durch industrielle Aromasurrogate auf schier unglaubliche Weise. »Wer schon einmal miterlebt hat, wenn Kinder echte Früchte ablehnen und lieber zu den industriell erzeugten Aromasurrogaten greifen, weil diese sehr viel intensiver – wenn auch künstlich – riechen und schmecken, weiß, wovon ich schreibe«, so nachzulesen in seinem Editorial in der Zeitschrift Slow Food Nr. 3/2000.

Auch gehe den Kindern eine ganze Welt von Gerüchen und Düften verloren, weil zum Beispiel die Sonntagvormittage kaum noch mit Düften aus dem eigenen Topf ausgefüllt werden. »Wie viele Kinder aber lernen heute originale Aromen, Gerüche und Geschmäcker jenseits der schier unendlichen Vielzahl von Joghurt, Fruchtbomben und -zwergen (…) kennen.«

Gegen zugelassene natürliche und naturidentische Aromastoffe bestehen kaum Bedenken, wenn ihr Einsatz nicht zu einer gekünstelten Vorstellung von Geschmack und Geruch der Naturprodukte führt. Die Industrie sollte sich verpflichtet fühlen, nur die Verluste auszugleichen. Bedenklich ist dagegen, wenn das aromatisierte Produkt intensiver schmeckt als das Original und so dem natürlichen Produkt vorgezogen wird. Das Wissen, wie etwas wirklich riecht und schmeckt, entscheidet in Zukunft über unsere Nahrungswahl und Genussfähigkeit.

Geschmacksbildung

Geschmacks- und Geruchsempfindlichkeit sind nicht bei allen Menschen gleich, denn wir werden mit unterschiedlichen Fähigkeiten zu schmecken und zu riechen geboren. Ausschlaggebend dafür sind wahrscheinlich nicht nur die jeweilige Rezeptorenausstattung, sondern, wie neuere Untersuchungen zeigen, auch zusätzliche physiologische Komponenten wie zum Beispiel Speichel- und Nasenenzyme, die zur Entstehung von Stoffwechselprodukten führen. Erst diese Stoffwechselprodukte werden dann geschmeckt oder gerochen. Es besteht deshalb Grund zur Annahme, dass jeder Mensch eine individuelle und spezifische Aromawahrnehmung hat, wie die Lebensmittelchemikerin Dr. Andrea Büttner (2010) zusammenfasst. Über Geschmack kann man also doch streiten. Während manche Menschen Bitteres, Salziges oder Süßes sehr stark wahrnehmen, schmecken dieselben Geschmacksrichtungen für andere fade. Vermutlich ist dies bereits in den Genen festgelegt. Manche Menschen brauchen zum Beispiel mehr Salz, weil Bitterstoffe sie sonst sehr stören würden. Später wirken Umwelteinflüsse und auch der physiologische Alterungsprozess auf diese Fähigkeiten ein.

Die Forschung weiß, wie und was wir schmecken.

Süß mögen wir von Anfang an

Die angeborene Süßpräferenz und die Bitteraversion (gilt wohl auch für Saures) stellen offensichtlich einen Überlebensmechanismus dar. Süß signalisiert eine sichere und schnelle Energiequelle in Form von Kohlenhydraten, während bittere Substanzen oft giftig sind. Bereits mit dem Stillen beginnt die Wechselwirkung zwischen Genen und Erfahrung. Muttermilch ist deutlich süß, deshalb mögen sie Säuglinge auf Anhieb. Diese Vorliebe für Süßes bleibt auch nach dem Stillen bestehen. Erst nach zirka vier Monaten kommt dann auch eine Präferenz für Salz hinzu.

Heute ist der biologische Sinn für die süßen und salzigen Vorlieben nicht mehr im ursprünglichen Maße gegeben. Im Gegensatz zu den natürlichen (knappen) Quellen von einst, wie reife Früchte und einer insgesamt salzarmen Umwelt, kommen Zucker und Kochsalz heute reichlich in den verschiedensten Lebensmitteln und Speisen vor.

Neophobie – die Angst vor dem Unbekannten

Bei der Neophobie handelt es sich um eine angeborene Verhaltensweise, die grundsätzlich bewirkt, unbekannte Speisen in jeder Situation und über einen längeren Zeitraum abzulehnen. Sie beschreibt die Angst vor Neuem und schützt das Kind vor Gefahren, die möglicherweise mit der Aufnahme des Nahrungsmittels verbunden sein könnten. In den ersten zwei Lebensjahren treten Neophobien am stärksten auf. Durch positive Erfahrungen und wiederholten Kontakt mit einer Speise wird diese ablehnende Verhaltensweise verringert. Das ist auch notwendig, denn die Neophobie erschwert es, neue Geschmäcker und Lebensmittel auszuprobieren – und schließlich bietet erst die Akzeptanz neuer Nahrungsmittel eine Erweiterung der Nahrungsmittelvielfalt und die Möglichkeit zur Ausbildung von Präferenzen.

Wir mögen, was wir kennen

Im Laufe der Entwicklung vom Säugling zum Kleinkind bilden sich bei Kindern Präferenzen für einige Lebensmittel heraus, während andere kategorisch abgelehnt werden. Kinder lernen Vorlieben, indem sie mit bestimmten Lebensmitteln in Kontakt kommen. Wissenschaftler nennen das den »mere exposure effect«. Gemeint ist damit, dass wir solche Lebensmittel gerne mögen, die wir durch häufigeren Verzehr »kennen« beziehungsweise an die wir uns gewöhnt haben, im Gegensatz zum Sprichwort: »Was der Bauer nicht kennt, isst er nicht.« Umso wichtiger ist es, dass Kinder Gelegenheit zum »liking by tasting« bekommen. Wenn Sie also bei Kindern die Präferenz für Gemüse erhöhen wollen, bringen Sie leicht süß schmeckende Gemüse wie Möhren, Zuckererbsen und Gemüsemais auf den Tisch. Kombinieren Sie Neues mit Bekanntem. Sie sollten aber auch selbst mit gutem Beispiel vorangehen, denn Kinder übernehmen sowohl Vorlieben als auch Aversionen ihrer Eltern. Durch ein buntes und phantasievoll arrangiertes Gemüsegericht können Sie obendrein alle am Essgenuss beteiligten Sinne ansprechen. Ebenso sollte für Kinder stets frisches Obst in Griffweite bereitstehen. Setzen Sie vermehrt auf diese äußeren Anreize von »gesunden« Lebensmitteln, ohne allerdings den Gesundheitswert von Gemüse und Obst zu thematisieren oder gar deren Verzehr zu erzwingen.

Vor allem die Entwicklung des Geschmacks ist stark davon abhängig, mit welchen Lebensmitteln der Einzelne im Lauf seines Lebens in Berührung kommt und unter welchen Umständen Essen stattfindet. Wenn Sie für den natürlichen und typischen Eigengeschmack von Lebensmitteln empfänglich bleiben oder es wieder werden wollen, ist ein übermäßiger Einsatz von Zucker, Salz und Geschmacksverstärkern »Gift«, weil so die Geschmacksempfindlichkeit der Zunge »abgestumpft« wird.

Geschmackstraining: Verfeinerungsprogramm für die Geschmacksnerven

In der Reversibilität (Umkehrbarkeit) der Geschmacksgewöhnung liegt die Chance zur Korrektur. An einen Verzicht auf Nachsalzen und Nachsüßen hat man sich nach etwa zehn bis maximal 40 Tagen gewöhnt. Die Geschmacksschwelle für süß und salzig wird allmählich herabgesetzt. Erleichternde Einstiege in das Verfeinerungsprogramm für die Geschmacksnerven können einige Obsttage, Reistage oder Saftfastentage sein. Sie werden überrascht sein, wie empfindlich Sie schon nach kurzer Zeit auf den üblichen Salzgehalt von normalem Essen in Kantine und Restaurants reagieren. Im Gegenzug werden Sie mit der Wiederentdeckung des ausgeprägten Eigengeschmacks von frischem Gemüse und Obst belohnt.

Ähnlich positiv wirken immer wieder einmal durchgeführte Schalttage, das heißt ein bis zwei Tage, die den normalen Speiseplan unterbrechen und an denen man nur Säfte trinkt oder Obst bzw. Gemüse isst.

Übrigens: Menschen, die hin und wieder zu viel essen, können mit solchen »Kurzfastenprogrammen«, die keine Mammutanforderung an ihr Durchhaltevermögen stellen, rechtzeitig zu vielen Pfunden entgegenwirken. Schalttage und Kurzfasten bekommen einen neuen Sinn. Nicht nur um schlank zu bleiben, sondern vor allem um »neu zu schmecken«. So belebt Kurzfasten nicht nur die Zunge, sondern nützt als innovative 24-Stunden-Diät (24-Stunden-diaet.de) als Kombination aus abgestimmtem Training und eiweißreichem Schalttag auch der schlanken Linie, wenn es darum geht, rechtzeitig ein bis zwei Kilo ohne Raubbau an Muskelsubstanz loszuwerden.

Eine Genussübung: Schärfen Sie Ihre fünf Sinne

Fördern Sie Ihre »mehrsinnige« Wahrnehmungsfähigkeit mit einer kleinen Übung: Essen Sie einen Apfel, und schenken Sie dieser Frucht Ihre ungeteilte Aufmerksamkeit. Betrachten Sie zunächst Größe und Farbe. Ertasten Sie, ob die Schale glatt und das Fruchtfleisch prall ist. Wie riecht der Apfel? Beißen Sie hinein, und hören Sie bewusst zu, wie es knackt. Kauen Sie langsam, um den frischen Geschmack voll auszukosten.

Solch eine ganzheitliche Sinnesschulung regt auch das

Projekt der Fachhochschule Fulda unter Leitung der Ernährungswissenschaftlerin Angelika Meier-Ploeger mit dem Titel »Fühlen wie's schmeckt« an. Spielerisch werden Kindern und Jugendlichen bei einem Sinnes- und Geschmacksparcours die Vielfältigkeit und »Sinnlichkeit« des Lebensmittelangebots nähergebracht. Schließlich sollen Nahrungsmittel mit allen Sinnen beurteilt werden können. Kaugeräusche wie knackig und knusprig können auf die Frischequalität schließen lassen. Die Nase schmeckt bekanntlich mit, und der Sehsinn ist ganz wesentlich an der Kaufentscheidung beteiligt. Die Förderung der sinnlichen Wahrnehmungsfähigkeit im Alltag ist Voraussetzung dafür, dass der wohl am meisten ausgesprochene Wunsch beim Essen: »Hauptsache es schmeckt!« wieder Sinn macht.

Sich gesund zu ernähren (oder besser gesund zu essen) ist eigentlich nicht besonders kompliziert. Das Ganze hat jedenfalls nichts mit Verzicht und Entbehrung zu tun. Der »Lustfaktor« darf einfach nicht zu kurz kommen. Das Essen muss also in erster Linie schmecken. Nur wer richtig genießt, bleibt auf Dauer auch bei seinen gesunden Ernährungsgewohnheiten.

Entwickeln Sie Geschmack.

Gaumenpädagogik

Was Hänschen nicht lernt, lernt Hans nimmermehr. »Gerade Kinder haben heute keine Ahnung mehr, was ihnen auf der Zunge liegt«, stellt Oliver Pfahler von den »Eurotoques« fest. Die europäische Vereinigung von über 3000 Küchenchefs (»toque« ist das französische Wort für Kochmütze) bekämpft mit verschiedenen Aktionen den Verfall des guten Geschmacks und der Esskultur. Ein Beispiel ist die »Woche des Geschmacks« mit einem speziell kreierten Menü des Geschmacks: Essklassen für Kinder und Jugendliche. Aber auch Erwachsene können noch in die (Geschmacks-)Schule gehen.

Viele weitere Initiativen und Aktionen folgten diesem in der ersten Auflage des Buches beschriebenen Beispiel. Prominente Köche haben sich der so wichtigen Gaumenpädagogik in der Schule verschrieben. Wir müssen lernen, (wieder) mit allen Sinnen zu genießen. Einen gesunden Lebensstil können Kinder bereits in den Kindertageseinrichtungen (Kitas) lernen, wie das Projekt »Gesunde Kitas – starke Kinder« der Plattform Ernährung und Bewegung e. V. (peb) beweist (siehe Literaturverzeichnis Seite 209).

Weitere Beispiele sind der bundesweite Grundschulwettbewerb »Unsere Klasse is(s)t klasse!« sowie die Stiftung Lesen, die Vernetzungsstelle Schulernährung und der Verein »Mehr Zeit für Kinder«.

Genießen lässt sich lernen.

Verlust der Sinne

Während bei Kindern und Jugendlichen die Uniformierung des Geschmacks durch Massenprodukte und die zunehmende Fast-Food-Orientierung beklagt wird, kommt bei vielen älteren Menschen dazu, dass sie aufgrund des schwächer werdenden Geschmacks- und Geruchssinns ihr Essen immer weniger genießen können. Wenn wir altern, nimmt die Anzahl der Geschmacksknospen auf unserer Zunge stetig ab. Bei einem durchschnittlichen 70-Jährigen ist nur noch etwa ein Drittel der Geschmacksknospen vorhanden, im Vergleich zu einem 30-Jährigen. Die Schwelle für die Wahrnehmung von süßen und salzigen Geschmacksnuancen ist dann erhöht und kann die Lust am Essen schmälern. Nährstoffdefizite (zum Beispiel ein Zinkmangel) können die Geschmacksempfindungen zusätzlich beeinträchtigen.

Umso wichtiger ist es, alle Sinne beim Essen anzusprechen. Ein farbenfrohes Essen und ein schön gedeckter Tisch machen Appetit, genauso wie eine mit anderen eingenommene Mahlzeit. Aus verschiedenen Gründen essen alleinstehende ältere Menschen oft zu wenig oder zu einseitig, weil sie dem Kochen und einer Wohlfühlatmosphäre beim Essen weniger Aufmerksamkeit widmen. Dabei wäre gerade das Gegenteil vonnöten.

Auf dem Boden bleiben: Kritik an der Kritik

Geschmacksbildung und Sinnesschulung darf nicht zur höheren Bildung nur für einen elitären Feinschmeckerzirkel werden. Der Wirtschafts- und Sozialhistoriker Uwe Spiekermann hinterfragt in seinem Aufsatz »Verlust der Sinne?« (siehe Seite

213) den gängigen, allzu sehr verallgemeinernden Tenor der Kritik an der gegenwärtigen Esskultur. Und er fragt danach, ob und inwieweit die heutige Kulinarik im Sinne der Slow-Food-Bewegung und die von der wissenschaftlichen Sensorik sowie der kulinarischen Esskunst abgeleitete Sinnesschulung für die Mehrheit der Bevölkerung alltagstauglich ist. Seiner Meinung nach kann nicht von einem generellen Verlust der Sinne gesprochen werden. »Im Gegenteil: Wir haben heutzutage Differenzierungsmöglichkeiten, wie sie historisch einmalig sind.« Ferner gilt es, einen realistischen Blick auf unsere Art des Essens zu werfen. »Die Sinne schulen, die Sinne beachten – das bedeutet nicht, die Sinne dauerhaft zu besetzen. Nicht zuletzt, weil der Geschmack ein einsamer Sinn ist, den wir mit anderen nie wirklich teilen können.«

Beim alltäglichen Essen lassen sich mit einfachen Mitteln Fortschritte erzielen, so Spiekermann: »Ein geschulter Geschmack, ein geschulter Geruch können gesunde Ernährung wesentlich unterstützen, denn sie tragen zur Differenzierungsfähigkeit bei, ermöglichen die gezielte Auswahl wohlschmeckender und gesunder Lebensmittel und Speisen. Doch Sinnesschulung muss Teil einer umfassenderen Ausbildung in der Kulturtechnik Essen sein, die in unserer Gesellschaft unterbewertet ist. Dieses bedeutet immer auch, das Thema öffentlich, also politisch, zu diskutieren. Und es heißt den Sinn dafür zu schärfen, dass Sinneserfahrungen abhängig sind von unserem ökonomischen, sozialen und kulturellen Umfeld. Die Art, wie wir schmecken und wahrnehmen, ist von der Art, wie wir leben, nicht zu trennen.«

Ess-Szenarien für eine genussvolle Zukunft

Die Möglichkeiten, bedürfnisgerecht zu essen und zu genießen sowie verschiedene Essstile nebeneinander zu praktizieren, sind vielseitiger denn je. Essen kann so viel Spaß machen, wenn wir, statt uns nur gesund zu ernähren, insgesamt gesundheitsbewusst und ebenso genussorientiert leben. Statt Diät (in der falsch verstandenen, einseitig-rigiden Einschränkung) sollten wir uns positive Ziele wie Wellness und Gesundbleiben setzen – ganz im Sinne der Salutogenese, also der Förderung gesunderhaltender Faktoren. Die beste Strategie, um dieses Ziel zu erreichen, ist die Kombination aus zufriedenstellendem Essen und Bewegung. Das persönliche Wohlbefinden ist wiederum die beste Richtschnur für beides.

Damit der Spagat zwischen gesunder Ernährung und genussvollem Essen gelingt, brauchen wir aber vor allem ein neues Lebensmittelbewusstsein. Die schon seit Jahren bestehende Forderung »Qualität statt Quantität« muss endlich umgesetzt (und auch honoriert) werden. Dazu können regionale Spezialitäten und Rezepte ebenso beitragen wie modernes Functional Food, das auf intelligente Weise Genuss- und Gesundheitsförderung zusammenbringt. Es ist übrigens der Wohlgeschmack dieser Produkte, der ihnen zum Erfolg verhilft, weniger das bloße Hinzufügen natürlicher gesundheitsfördernder Zutaten in Brot, Joghurt oder Saft. Genussvolle und gesunde Lebensmittel dürfen beziehungsweise müssen wir uns etwas kosten lassen. Es ist nicht einsichtig, dass wir immer mehr Geld für Wohnung, Kleidung und Autofahren ausgeben und dann beim Essen und Lebensmitteleinkauf sparen wollen. Welchen Anspruch haben wir an unsere »Mittel zum Leben«?

Diese Frage gewinnt erneut an Aktualität im Zusammenhang mit dem Nachweis von Dioxin in Futtermitteln und Eiern. In seinem Leitartikel im Hamburger Abendblatt vom 05.01.2011 schlussfolgert Matthias Iken, dass (erst) Lebensmittelskandale – traurig aber wahr – das Bewusstsein des Verbrauchers für gutes Essen schärfen. Dabei wird den Deutschen in Europa ohnehin nachgesagt, am meisten Geld für ihre Kücheneinrichtung auszugeben, aber am wenigsten für ihr Essen. Der Dioxinskandal spielt damit in einem Land, in dem fast zwei Drittel der Bevölkerung den Preis für ein Lebensmittel für das entscheidende Kaufargument halten. In diesem Zusammenhang wird einmal mehr der Ruf nach engmaschigeren Lebensmittelkontrollen laut, aber eben auch deutlich, wie wichtig eine gesteigerte Wertschätzung für Lebensmittelqualität ist – statt bloßer Dumpingstandards und Dumpingpreise.

6. Die gesündesten Genussmittel

Es muss nicht in jedem Genussmittel eine Prise Gesundheit stecken. Der Genießer freut sich allerdings ganz besonders, wenn neue wissenschaftliche Erkenntnisse seinen Gaumenfreuden zugleich Gesundheit bescheinigen. Wer bisher beim Genuss von Schokolade, Erdnüssen oder Rotwein stets ein schlechtes Gewissen verspürte, kann aufatmen und sich sein Zungenglück guten Gewissens schmecken lassen – in vernünftigen Mengen, versteht sich.

Setzen Sie sich Grenzen, zum Beispiel eine Tafel Schokolade oder zwei Päckchen Erdnüsse für die ganze Woche. Wenn Sie dann trotzdem einmal an einem Tag zu viel genascht haben, müssen Sie sich an den anderen Tagen eben etwas mehr zurückhalten. Diese flexible Strategie verspricht jedenfalls mehr Erfolg als ein totaler Verzicht, den leider einige immer noch vorziehen, wenn sie versuchen, mit persönlich »problematischen« Lebensmitteln umzugehen. Ein »Nachholverhalten« ist dann fast automatisch vorprogrammiert.

Sinnvoller ist es, Ihren Lieblingsgeschmack möglichst intensiv und lange auszukosten. So habe ich mehrmals erfolgreich in persönlichen Ernährungsberatungsgesprächen anregen können: Falls Sie mit einem Riegel Schokolade allein schon mengenmäßig nicht zufrieden sind, probieren Sie doch einmal heiße Trinkschokolade, erfrischende Eisschokolade oder zartschmelzendes Schokoladeneis aus. Sie strecken damit die Kalorien, und die größere Portion bietet mehr Schokoladengenuss. Wenn Sie das Ganze noch löffeln, verlängern Sie den Genuss zusätzlich und verspüren eher Sättigung. Schokorosinen und andere mit Schokolade umhüllte Trockenfrüchte sowie Schoko-Minztäfelchen oder Knusperreis-Schokolade sind ebenfalls fettärmere Genussalternativen.

Machen Sie es sich zur guten Gewohnheit: Wenn Sie genießen, dann bitte ohne schlechtes Gewissen, möglichst mit allen Sinnen und nicht nebenbei! Vor allem aber gilt: Machen Sie sich bewusst, warum und wann Sie etwas essen. Führen Sie doch einmal ein Ess-Tagebuch, und notieren Sie auch die diesbezüglichen Stimmungen, Beweggründe und Begleitumstände.

Psychodiät: Genießen Sie das, worauf Sie Lust haben

Bereits 1975 veröffentlichte das Wissenschaftler-Ehepaar Leonard und Lillian Pearson auch in Deutschland ein Buch, das die neue Lust am Essen unter dem Titel »Psycho-Diät« verspricht. Herkömmliche Schlankheitsdiäten werden als ein Gefängnis beschrieben, das menschlichen Bedürfnissen hohnspricht. Wer mit Lust essen und obendrein eine gute Figur abgeben wolle, solle vielmehr versuchen, seine Geschmackswünsche genau zu erfüllen. Wenn man sich seine

Lieblingsspeisen versagt, entständen »Hohlräume«, die durch andere Nahrung und damit auch ein unbefriedigtes und unbefriedigendes Mehressen aufgefüllt werden.

Dieser wegen seiner einseitigen Geschmacks- und Genussbezogenheit kritisierte Ansatz gefällt mir dennoch in seiner Hauptbotschaft: Genießen Sie so weit wie möglich Lebensmittel und Speisen, auf die Sie wirklich Lust haben (sogenanntes »summendes« Essen nach Pearson). Es ist wichtig, Ihre Geschmackswünsche genau zu erfüllen. Ersatz befriedigt nicht, so kann der Wunsch nach »mehr« entstehen. Das gilt zum Beispiel auch für Ihre Lieblingsschokolade oder Ihr Kakaogetränk.

Wer regelrecht nach Schokolade giert, ist möglicherweise schokoladensüchtig

Einige der Betroffenen bezeichnen sich selbst als »Schokoholics« in Anlehnung an die englische Bezeichnung für Alkoholiker. Kann jedoch wirklich von einer Sucht gesprochen werden, oder sind es nur übermäßige Gelüste auf Schokolade? Wie dem auch sei, Schokolade hat es in sich, und das betrifft nicht nur den Nährwert. Der Genuss von Schokolade hat bei den meisten Menschen eindeutig positive Wirkungen, was Befinden und Stimmung betrifft. Das (verstärkte) Verlangen nach Schokolade kann unterschiedliche Gründe haben. Lern- und Konditionierungsvorgänge können dabei eine Rolle spielen. Wer als Kind mit Schokolade getröstet oder belohnt wurde, wird auch als Erwachsener Schokolade dafür verwenden.

Wer dagegen seine Schokoladenlust nicht im Griff hat, sollte wissen, dass die Gier auf Schokolade vor allem gesteigert sein kann, wenn sie im hungrigen Zustand gegessen wird. Tipp: Essen Sie Schokolade oder eine Praline lieber als Nachtisch innerhalb einer Mahlzeit und nicht zwischendurch und auch nicht als »Problemlöser«. Ein Genussmittel sollte schließlich das natürliche Bedürfnis nach Genuss befriedigen. Stress, Frust und Ähnliches sollten Sie anders abbauen beziehungsweise kompensieren, zum Beispiel mit Entspannungsübungen, einem Hobby oder sportlicher Aktivität. Letztere verschafft wiederum mehr Spielraum, um Essen zu genießen.

Essen Sie das, was Ihnen wirklich schmeckt.

Schokolade – Speise der Götter

Einer der größten kulinarischen Schätze (zumindest für Schokofans), die jemals entdeckt wurden, sind die Samen des tropischen Kakaobaums (theobroma cacao), die das Rohmaterial für Schokolade liefern. Theobroma bedeutet übersetzt »Speise der Götter«.

Die Heimat des Kakaobaums ist das tropische Amerika. Die Verbreitung der Schokolade in Europa verdanken wir den spanischen Eroberern, die in Mexiko auf die Kakaobohnen aufmerksam wurden. Die Eingeborenen setzten sie als Zahlungsmittel ein und nutzten sie als eine Art Kraftnahrung.

Schokolade – flüssig und fest

Lange bevor jedoch die Spanier den Kakao entdeckten, stellten die Azteken daraus bereits eine Art Schokoladentrunk her. Nach der Legende war es Chat Ek Chuah, der Gott der Kakaopflanze, der den Indios Schokolade (chocolatl) als Speise der Götter schenkte. Der Name stammt von der Zubereitung »heißes Wasser mit gemahlenem Kakao«, wobei in der Mayasprache »chocol« »heiß« bedeutet und »nahuatl«, kurz »atl«, Wasser. Der Begriff wurde dann bald für alle Produkte der Kakaobohne verwendet.

Die ursprüngliche Bedeutung »chocolatl« bezog sich allerdings auf den Kakaotrank. Und in dieser Form wurde Schokolade auch genossen, wenn im 17. und 18. Jahrhundert in Europa von ihr die Rede war. Gemeint war mit Schokolade ausschließlich der in Milch oder Wasser aufgelöste Kakao, ein Getränk, das sogar einmal klerikales Fastengetränk war und später dann zum geschätzten Modedrink in ganz Europa wurde. Heutzutage steht Schokolade für das bekannte und beliebte, zu den Süßigkeiten zählende Genussmittel aus Kakaomasse, Kakaopulver, Zucker und weiteren Zutaten.

Kakao ist eigentlich die Bezeichnung für die Pflanze. Die Sache ist deshalb verwirrend, weil das heiße Getränk sowohl Kakao als auch Schokolade genannt wird. Besser wäre der Ausdruck »heiße Schokolade«. Doch ganz gleich, wie wir das Kakaoerzeugnis auch nennen, es ist – genauso wie die Schokolade zum Essen – unwiderstehlich und der Genuss obendrein auch noch gesund, wie Sie gleich erfahren.

Schokolade – unwiderstehlich und gesund.

Vom Nährwert des Kakaos und der Schokolade

Zur Schokoladenherstellung werden die Kakaobohnen geröstet, gemahlen und zu Kakaomasse verarbeitet, die dann mit Kakaobutter, Zucker und Lecithin gemischt, gewälzt und in Formen gefüllt schließlich zu Schokolade wird.

Die gesamte Prozessführung und vor allem der Anteil an Kakaomasse bestimmen die Qualität und die gesundheitsfördernden Eigenschaften dieses beliebten Kakaoerzeugnisses.

Kakaobohnen enthalten 50 bis 60 Prozent Fett, etwa 14 bis 20 Prozent Eiweiß und gut zehn Prozent Kohlenhydrate: ein energiereiches Ausgangsprodukt. Demzufolge ist Schokolade – nicht zuletzt auch durch den Zuckerzusatz – ebenfalls ein energiereiches Lebensmittel. Eine 100-Gramm-Tafel enthält im Durchschnitt 30 Gramm Fett und etwa 50 Gramm Kohlenhydrate, vorwiegend als Zucker. Damit ist die beliebte Süßigkeit, vom Kalorienanteil der Nährstoffe her betrachtet, eher eine »Fettigkeit«, denn der Kaloriengehalt von Fett ist bekanntlich mehr als doppelt so hoch wie der von Zucker.

Die Fettzusammensetzung einer einfachen Milchschokolade ohne Zusatz kakaofremder Fette ist jedoch keineswegs so ungünstig, wie oft vermutet wird. Ein Drittel besteht aus einfach ungesättigten Fettsäuren, also Ölsäure – wie sie auch in Oliven vorkommt –, die als cholesterinsenkend bekannt ist. Ein weiteres Drittel des Fetts besteht aus Stearinsäure, die in Bezug auf das Blutcholesterin als neutral gilt, so dass die gefürchtete Steigerung des Cholesterinspiegels bei mäßigem Schokoladengenuss ausbleibt.

Der Vitamingehalt ist gering und spielt praktisch keine Rolle. Der Mineralstoffgehalt nimmt mit steigendem Kakaoanteil zu, vor allem die Mineralstoffe Kalium und Magnesium sowie die Spurenelemente Eisen und Fluorid sind erwähnenswert.

Insgesamt ergibt sich der Nährwert von Schokolade jedoch aus ihrem hohen Energiegehalt (bis zu 550 kcal/2300 kJ pro 100 Gramm), weshalb mit dem Genuss oft gleichzeitig ein schlechtes Gewissen einhergeht. Vielleicht mag es da trösten, dass Schokolade nicht nur äußerst nahrhaft, sondern – richtig dosiert – auch gesund ist und die Stimmung aufhellt.

Schokolade und die Alchemisten

Schon bald nach ihrer Ankunft aus Übersee erregte die Kakaobohne nicht nur das Interesse der Feinschmecker, sondern auch das der Alchemisten. Sie wurde Bestandteil vieler Arzneien und sollte die unausgeglichenen Säfte, die man damals als Ursache von Krankheit ansah, wieder ins Lot bringen. Im 18. Jahrhundert erkannte man die stimulierende und stärkende Wirkung der Schokolade. Ihr außergewöhnlicher Nährwert wurde gepriesen, und angesichts von Hunger und Mangelernährung war sie als Stärkungsmittel bei Kranken und Genesenden geschätzt. Doch damit nicht genug. Im 19. Jahrhundert mischte man der so genannten Gesundheitsschokolade allerlei Substanzen bei: Schokolade mit Pfeilwurzmehl sollte bei Lungenschwindsucht helfen, jene mit

Eisenspänen bei Blutarmut, Schokolade mit gerösteten Eicheln gegen Mattigkeit, Chininschokolade wurde zur Nervenstärkung empfohlen, Schokolade mit Fleischextrakt zur allgemeinen Stärkung, jene mit Isländisch Moos gegen Heiserkeit. Viele dieser Schokoladen waren in Apotheken erhältlich. Der zunehmende Fortschritt in der Medizin und Pharmazie machte die Schokolade als Arznei jedoch nach und nach uninteressant. Sie wurde Genussmittel, und das ist sie bis heute geblieben. Die Beimischungen, wie zum Beispiel Ingwer oder Chili, sind kulinarischer Natur und sollen die Geschmacksvielfalt erhöhen. Doch mit der Entdeckung der Flavanole, sekundäre Pflanzenstoffe, in der Kakaobohne findet die Geschichte der gesundheitlichen Wirkungen der Schokolade eine Fortsetzung.

Schokoladengenuss macht glücklich

Besonderes Interesse besteht an den spezifischen Inhaltsstoffen der Schokolade – vom entspannenden Magnesium bis zum mild anregenden und aktivierenden Theobromin, eine dem Koffein ähnliche Substanz. Darüber hinaus kommt in Schokolade ein stimmungsaufhellender Stoff namens Phenylethylamin vor, der unter anderem in den Glücksmomenten des Verliebtseins gebildet wird, weshalb schon empfohlen wurde, bei Liebeskummer Schokolade zu essen.

Überdies ist bekannt, dass Zucker – auch in Verbindung mit Fett – über verschiedene Mechanismen die Serotoninbildung im Gehirn steigert. Serotonin ist ein Botenstoff im Gehirn, der populär auch als »Gute-Laune-Stoff« bezeichnet wird. Die Kombination aus Fett und Zucker scheint optimal zu sein, denn ihr Genuss hebt den Endorphin- und Serotoninspiegel im Gehirn an, wodurch besonders in Zeiten der Erschöpfung und Verstimmung die Laune gebessert wird. So können wir neue Energie tanken.

Schokolade beeinflusst das Belohnungssystem im Gehirn und wirkt so wie ein natürliches Antidepressivum. Der größte Reiz für (vermehrten) Schokoladengenuss liegt nach neuesten Untersuchungen jedoch im einmaligen Geschmackserlebnis selbst. Nur das sensorische Gesamterlebnis kann das Verlangen, Schokolade essen zu müssen, befriedigen. Schokolade ist eben im Vergleich zu Gummibärchen und Bonbons mit keiner anderen Süßigkeit zu vergleichen und etwas ganz Besonderes im Hinblick auf Nährwert, Genussqualität und anregende Eigenschaften. Denken Sie nur an die unnachahmliche Kombination von zuerst knackig und dann zartschmelzend. Zum Geschmackserlebnis tragen fast 500 verschiedene Aromen bei. Kosten Sie Ihren Schokoladengenuss mit allen Sinnen aus.

Schokolade wirkt günstig auf Herz und Blutgefäße

Schokolade hebt nicht nur unser Energielevel und tut unserem psychischen Befinden gut. Neueste Forschungsergebnisse bestätigen und erklären, wie Kakao Herz und Blutgefäße vor Erkrankungen schützen kann.

Untersuchungen zeigen, dass Kakao und Schokolade in unerwartet hoher Konzentration bestimmte sekundäre Pflanzenstoffe – sogenannte Flavanole – enthalten, die zur

Gruppe der Polyphenole zählen und auch im grünen Tee vorkommen.

Die in der Schokolade nachgewiesenen Polyphenole sind starke Antioxidanzien, also Schutzstoffe gegen zellschädigende freie Radikale, die auch bei der Entstehung von Herz-Kreislauf-Erkrankungen eine Rolle spielen. Sowohl im Kakao als auch in der Schokolade lassen sich erhebliche antioxidative Kapazitäten nachweisen, die beispielsweise in einem Kakaogetränk genauso hoch sind wie in einem Aufguss von grünem Tee.

Die Schutzwirkung der Polyphenole und ihre positiven Effekte im Hinblick auf die Gesundheit von Herz und Kreislauf wurden zunächst durch ihr Vorhandensein in roten Traubenschalen und im Rotwein bekannt (vgl. Seite 196).

Der Bekanntheitsgrad der Polyphenole ist nicht nur bei Weingenießern hoch. Wer heute darauf hinweist, dass Schokolade und Kakao ebenfalls nützliche Polyphenole enthalten, die vergleichbar mit denen aus Rotwein sind, braucht den Stoff und seine Wirkungen nicht mehr näher zu erklären. So lobt zum Beispiel eine japanische Schokolade auf der Packung aus: »Enthält einen hohen Gehalt an dem natürlichen Kakaobestandteil Polyphenol.« Als Schokoladengenießer können Sie auch ohne spezielle Auslobung davon ausgehen: Je höher der Kakaoanteil einer Schokolade ist, desto mehr Polyphenole sind enthalten. Der Geschmackseindruck ist am intensivsten und der Polyphenolgehalt am höchsten in Bitterschokoladen – auch Herrenschokolade genannt. Es gibt heute Tafeln mit über 90 Prozent Kakaoanteil.

Ein hoher Milchanteil soll dagegen die Aufnahme der Polyphenole schmälern.

Gesundheitsschutz auf drei Ebenen

Was den Wirkmechanismus selbst betrifft, so stehen verschiedene Polyphenoleffekte im Blickpunkt der wissenschaftlichen Forschung:

- Die polyphenolischen Kakao- und Schokoladenbestandteile hemmen die LDL-Oxidation. Die oxidierte Form des LDL-Cholesterins gilt als besonderer Mitverursacher der Arteriosklerose und steht am Anfang der Krankheitsentstehung.
- Vermutet wird ein Hemmeffekt auf die Blutgerinnung, der mit der Wirkung von Aspirin vergleichbar ist. Das heißt, der gefährlichen Bildung von Thromben (= Blutgerinnseln) wird vorgebeugt.
- Erforscht wird ein günstiger Einfluss auf die Blutgefäße durch Erhöhung des Stickstoffmonoxid-Spiegels im Blut. Stickstoffmonoxid (NO) erweitert die Blutgefäße und führt zu ihrer »Entspannung«. Eine geringere Stickstoffmonoxid-Freisetzung wird mit Herz-Kreislauf-Erkrankungen, insbesondere Bluthochdruck, in Verbindung gebracht. Ein Blutgefäß mit größerer Tendenz zur Erweiterung verhindert dagegen Blutdrucksteigerung und Blutgefäßschäden. Dabei spielt das Endothel, das heißt die innere Schicht der Blutgefäße, die Schlüsselrolle für den Erhalt eines gesunden Herz-Kreislauf-Systems.

Bei Versuchspersonen, die eine hohe Dosis Kakaoflavanole erhielten, zeigte sich der positive Effekt der geschilderten NO-vermittelten Erweiterung am deutlichsten. Die Gefäßentspannung nahm mit der Flavanolmenge zu. Gegenüber einer niedrigen Dosis (zehn Milligramm Flavanol) führte eine hohe Dosis (180 Milligramm Flavanol) zu einer 50 Prozent stärkeren Gefäßerweiterung.

In einer weiteren Studie wurde bei 15 gesunden Erwachsenen der Einfluss von täglich 100 Gramm dunkler und der gleichen Menge weißer Schokolade untersucht. Nach 15 Tagen der Einnahme beobachtete man bei den Teilnehmern, die dunkle Schokolade gegessen hatten, eine Verbesserung der Insulinresistenz, eine stärkere Insulinwirkung und einen verringerten systolischen Blutdruck. Die weiße Schokolade löste diese gesundheitlich vorteilhaften Wirkungen nicht aus. Die Forscher führten die Wirkung auf den Flavanolgehalt des Kakaoanteils in der dunklen Schokolade zurück. Auch wenn das Ergebnis überzeugt, zur Nachahmung sei es nicht empfohlen, denn 100 Gramm Schokolade liefern auch eine Menge Fett und Zucker und können die Kalorienaufnahme stark erhöhen.

Schutz auch bei mäßigem Schokoladenverzehr

Umso erfreulicher ist daher das folgende aktuelle Studienergebnis, das der Herzspezialist Prof. Dr. med. Helmut Gohlke in »Herz heute« (2/2010), der Zeitschrift der Deutschen Herzstiftung, in einer Antwort auf eine entsprechende Leserfrage gibt: »Eine neue Studie des Deutschen Instituts für Ernährungsforschung ist im März 2010 im European Heart Journal publiziert worden. Dabei wurden 19 357 Personen im Zeitraum eines knappen Jahrzehnts daraufhin untersucht, wie Schokolade auf Herz-Kreislauf-Ereignisse wirkt. In der Studie verzehrten 24 Prozent dunkle Schokolade, über die Hälfte aßen Milchschokolade, die weniger Kakao enthält. Schon ein täglicher Schokoladenkonsum von 6 g der dunklen Sorte (Anmerkung: 6 g Schokolade entspricht einem Stück und enthält 30 mg Polyphenole) führte zu einer deutlichen Risikoreduktion für Herzinfarkt und vor allem beim Schlaganfall. Man vermutet, dass die Flavonoide im Kakao verantwortlich für diese Effekte sind. Insgesamt ist es ja erfreulich, dass wir Herzspezialisten nicht nur mit Verboten arbeiten müssen: Schokolade, Tee und Kaffee gehören zu den Genussmitteln, die gesundheitlich günstige Auswirkungen haben.« Vorausgesetzt, sie werden richtig dosiert.

Schokolade hemmt Bluthochdruck-Enzym

Dass besonders dunkle Schokolade vor Herzkrankheiten schützt, ist bereits seit einiger Zeit bekannt. Ein Forscherteam der Universität von Linköping in Schweden konnte jetzt zeigen, dass dieser schützende Effekt mit der Hemmung des Bluthochdruck-Enzyms ACE zusammenhängt. Die Wissenschaftler um Ingrid Persson gaben ihren Probanden 75 Gramm dunkler Schokolade mit einem Kakaoanteil von 72 Prozent, nachdem diese zwei Wochen lang keine Schokolade gegessen hatten. Das Forscherteam verglich das ACE-Enzym in Blutproben der Teilnehmer zu vier Zeitpunkten vor und nach dem Schokoladengenuss. In der Blutprobe, die drei Stunden nach dem Schokoladenverzehr genommen wurde, war die ACE-Aktivität um 18 Prozent geringer als vorher. Dies entspricht auch dem Effekt blutdrucksenkender Medikamente, die die ACE-Aktivität hemmen (sogenannte ACE-Hemmer) und vielfach bei Bluthochdruck verordnet werden. Durch die Hemmung dieses Enzyms sinkt der Blutdruck mit der Zeit.

Nussgenuss: Prävention mit Biss

Wenn Sie das nächste Mal einen idealen Snack für zwischendurch suchen, sollten Sie an Nüsse denken. Nüsse knacken lohnt sich. Sie sind viel besser (und gesünder) als ihr Ruf.

Unter den pflanzlichen Lebensmitteln sind Nüsse besonders nahrhaft. Von Natur aus ist der Nusskern als konzentrierte Energiereserve vorgesehen. Der gut genährte Leichtarbeiter kann bei übermäßigem Nussverzehr allerdings leicht zunehmen. Deshalb ist der Nussgenuss oft mit einem schlechten Gewissen verbunden. Doch entgegen der Befürchtung sind Nüsse für Figur und Gesundheit keineswegs so abträglich wie Junkfood, also Chips & Co.

Die kleinen Powerpakete sind vielmehr proteinreich und eine gute Quelle für verschiedene lebenswichtige Vitamine und Mineralstoffe einschließlich Spurenelemente. Und das vermeintlich dickmachende Nussfett erweist sich sogar als das eigentliche Gesundheitsplus, wenn wir die Knabbereien in vernünftigem Maße (»eine Handvoll täglich«) in unseren Speiseplan einbeziehen.

Einfach und mehrfach ungesättigte Fettsäuren und weitere Inhaltsstoffe, unter anderem sekundäre Pflanzenstoffe, machen Nüsse zu einem herzgesunden Genuss. Neue Studien belegen den Schutz vor Herz-Kreislauf-Erkrankungen, wenn wir öfters Nüsse knabbern. Die früher negative Sicht (»Kalorienbomben«) ist eindeutig der Befürwortung eines regelmäßigen Verzehrs gewichen.

Nussgenuss erfreut den Gaumen und ist gut fürs Herz. Der gesunde Ratschlag, täglich fünf Portionen Gemüse und Obst zu genießen, bedarf unbedingt der Erweiterung: »und zusätzlich eine Handvoll Nüsse«.

Nüsse knacken hält gesund.

Vielseitiges Nussangebot

Hätten Sie es gewusst? Nüsse sind Obst und gehören zu den Schalenfrüchten. Der essbare Samen wird von einer harten, ungenießbaren Schale umschlossen. Lange bevor die Menschen Ackerbau betrieben, sammelten sie Nüsse und lagerten sie – als ergiebige Energielieferanten in nahrungsknappen Zeiten und damit in der ursprünglichen Ernährung des Menschen wichtige und hochgeschätzte Grundnahrungsmittel. Nüsse gedeihen auf der ganzen Welt: im australischen Busch genauso wie in den Weiten von Mississippi oder an den Ufern des Bodensees. Schon zu Zeiten der Pharaonen waren Nüsse Öllieferanten, Genuss- und Schönheitsmittel sowie Medizin.

Streng botanisch gesehen ist aber nicht alles, was Nuss heißt, auch tatsächlich eine. Wir richten uns lieber nach der handelsüblichen Zuordnung. Zu den bekanntesten und beliebtesten Nüssen zählen Walnüsse, die in der Antike auch als Götterspeise bezeichnet wurden, sowie Haselnüsse, Mandeln, Macadamianüsse, Cashewnüsse, Paranüsse, Pekannüsse, Pistazien und Pinienkerne. Der Vollständigkeit halber soll auch die Kokosnuss erwähnt werden, deren Kernfleisch das feste und hoch erhitzbare Kokosfett enthält. Die beliebten Erdnüsse zählen botanisch nicht zum Obst, sondern zu den Hülsenfrüchten.

Einige Schalenobstarten wie Cashewnüsse oder Pekannüsse gedeihen nur in ausgesprochen warmen Regionen, andere wie Walnüsse oder Haselnüsse wachsen auch bei uns. Ungeschälte Nüsse werden hauptsächlich im Spätherbst - kurz nach der Ernte - angeboten. Geschälte Nüsse sind dagegen das ganze Jahr über erhältlich.

Ungetrübter Genuss

Die Qualität sowie sachgerechte Lagerung und Verarbeitung sind das A und O für einen ungetrübten und gesundheitsfördernden Nussgenuss. Nüsse können von Schimmelpilzen, meist vom Typ Aspergillus flavus, befallen sein, die giftige Stoffwechselprodukte wie das Aflatoxin erzeugen. Dieses so genannte Mykotoxin gilt als leberschädigend und krebserregend. Kerne, die alt und dunkel-schimmelig aussehen oder muffig riechen, sollten auf keinen Fall gegessen werden.

Damit der Schimmelpilz keine Chance hat, müssen Nüsse

kühl und trocken aufbewahrt werden – geschälte Nüsse daher in eine gut verschließbare Dose oder Tüte geben. Das beugt auch dem Ranzigwerden des Nussfettes vor.

Das hohe Allergiepotential von Nüssen kann Betroffenen erhebliche Probleme bereiten. Nussallergien, vor allem jene auf Erdnüsse, gehören zu den aggressivsten Formen von Nahrungsmittelallergien überhaupt. Deshalb ist auch die eindeutige Kennzeichnung aller Lebensmittel, die Nüsse – einschließlich Erdnüsse – enthalten (können), so wichtig. Die individuellen Einschränkungen müssen ernst genommen werden, sollten aber keinesfalls zu einer allgemeinen Verunsicherung bezüglich des Nussgenusses führen.

Fettreich und trotzdem gesund?

Wegen des hohen Fett- und Energiegehalts ist der Nussverzehr oft mit einem schlechten Gewissen verbunden. Nussfett ist aber ausgesprochen gesundheitsförderlich, denn es ist reich an einfach ungesättigten Fettsäuren sowie zum Beispiel bei Walnüssen an mehrfach ungesättigten Omega-3-Fettsäuren. Eine Ausnahme stellt jedoch das Fett der Kokosnuss dar. Hier überwiegt der Gehalt an gesättigten Fettsäuren.

Alle anderen Nüsse zu knacken lohnt sich dagegen. Denn auch die übrigen Inhaltsstoffe können sich sehen lassen. Die kleinen Powerpakete sind reich an pflanzlichem Eiweiß und eine gute Quelle für verschiedene Vitamine und Mineralstoffe. Dazu gehören B-Vitamine sowie das fettlösliche Vitamin E und die Mineralstoffe Magnesium, Kalium, Eisen und Zink. Darüber hinaus sind Nüsse reich an sekundären Pflanzenstoffen wie den bereits im Zusammenhang mit Schokolade, Grüntee und Rotwein erwähnten Polyphenolen.

Überzeugende wissenschaftliche Beweislage

Bereits seit den 1990er Jahren konnte in großen Bevölkerungsstudien der Nachweis erbracht werden, dass regelmäßiger Nussverzehr vor allem der Herz-Kreislauf-Gesundheit zugutekommt. So können Nüsse aufgrund ihrer breit gefächerten Inhaltsstoffe die Blutfette günstig beeinflussen, die Blutgefäßwände gesund erhalten und das Risiko für Diabetes mellitus Typ 2 senken. Außerdem besitzen Nüsse antientzündliche Eigenschaften.

Bioaktiv wirksam: L-Arginin

Das Nusseiweiß ist reich an einer speziellen Aminosäure (Eiweißbaustein) mit dem Namen L-Arginin. Sie hat eine besondere Bedeutung für die Funktionstüchtigkeit und Gesunderhaltung der Blutgefäße. L-Arginin ist im Stoffwechsel die Vorläufersubstanz von Stickstoffmonoxid (NO). Sie spielt eine entscheidende Rolle bei der Produktion dieser Stickstoffverbindung. NO wird normalerweise von intakten Endothelzellen (= Zellen, die die Blutgefäße innen »auskleiden«) freigesetzt und erfüllt physiologische Schutzfunktionen, die der Entstehung einer Arteriosklerose beziehungsweise eines Herzinfarktes entgegenwirken können. Die Hauptaufgabe von NO besteht in der Erweiterung der Blutgefäße.

Arginin trägt über verschiedene Mechanismen dazu bei, die Blutgefäße elastisch zu halten, den Blutfluss zu erleichtern und arteriosklerotischen Veränderungen der Gefäßwand vorzubeugen.

Bei Menschen mit einer Hypercholesterinämie, das heißt erhöhten Blutcholesterinwerten, ist die NO-Aktivität beeinträchtigt. Aus diesem Grund wird angenommen, dass die Herzschutzwirkung von Nüssen mit dem Arginin-NO-Stoffwechsel zusammenhängen könnte.

Ähnlich hohe Arginingehalte wie Nüsse weisen übrigens auch Sojamehl und Sesamsaat auf.

Weitere Nussschutzstoffe

Erwähnenswert ist auch der hohe Gehalt an den mit Vitamin E verwandten Tocotrienolen, die ein um ein Vielfach höheres antioxidatives und zellschützendes Potential haben als Vitamin E. Damit haben Tocotrienole eine besonders hohe Schutzwirkung vor den Folgen des so genannten oxidativen Stresses.

Abgerundet wird das überzeugende Gesundheitsplus von Nüssen durch den phenolischen Pflanzenstoff Resveratrol, der maßgeblich an den gesundheitsfördernden Eigenschaften von Rotwein beteiligt sein soll (vgl. Seite196).

Welche Nüsse sind empfehlenswert?

Die meisten klinischen Studien wurden mit Walnüssen durchgeführt. Vergleichbare Herz-Kreislauf-Schutzwirkungen zeigten sich aber auch bei anderen Nüssen. Eine Differenzierung der Ergebnisse anhand der verschiedenen verzehrten Nussarten war in den meisten epidemiologischen

Studien nicht möglich. In der typischen amerikanischen Ernährung – und aus Amerika kommen viele dieser Studien – sind jedoch schätzungsweise die Hälfte aller verzehrten Nüsse Erdnüsse.

Walnüsse, Mandeln, Haselnüsse – jede Nussart setzt die Schwerpunkte in puncto Inhaltsstoffe etwas anders. Aus diesem Grund ist auch beim Nussgenuss Abwechslung am besten.

Wie viele Nüsse sollen es sein?

Nüssen gebührt ein Platz als regelmäßiger Bestandteil einer ausgewogenen und gesunderhaltenden Kost. Das präventive Potential der Ernährung in den Mittelmeerländern hat sicher auch mit dem dort üblichen Nussverzehr zu tun. Nussgenuss erfreut den Gaumen und ist gut fürs Herz.

In der sogenannten »Nurses Health Study« erwies sich ein wöchentlicher Nusskonsum von 140 Gramm und mehr als deutlich risikomindernd. Bei den Angaben zur Häufigkeit des Nussverzehrs wird eine Unze (= 28,5 Gramm) als eine Portion berechnet. Ein als »häufig« bezeichneter Nussverzehr (vier- bis fünfmal pro Woche) entspricht demzufolge gut 100 Gramm Nüssen. Unter Berücksichtigung des hohen Fett- und Energiegehalts von Nüssen scheint das praktikable Maß »eine Handvoll pro Tag« ein guter Anhaltspunkt für einen »herzgesunden« Nussgenuss zu sein. Nüsse sollten dann am besten als Austausch gegen andere fetthaltige und ernährungsphysiologisch ungünstigere Snacks wie Chips und Gebäck verzehrt werden. Im Gegensatz zu den meist kohlenhydratreichen Snacks weisen Nüsse eine ausgesprochen günstige Sättigungswirkung auf. Außerdem haben sie nicht die Nachteile gesättigter Fettsäuren, gehärteter Fette sowie die der Trans-Fettsäuren.

Und vergessen Sie den gesunden und genussfreundlichen Ratschlag nicht, Nüsse am besten frisch aus der Schale zu knacken und zu genießen. Das sorgt für ein figurfreundliches Esstempo und verlängert damit das Genusserlebnis.

Wellnessgetränk: grüner Tee

Tee gehört zu den beliebtesten Getränken und wird neben Wasser am häufigsten getrunken – zu 80 Prozent in Form von schwarzem Tee. Grüntee wird hauptsächlich in Japan, China, Korea und Indien geschätzt. In den westlichen Ländern machte er am gesamten Teeverbrauch lange Zeit nur einen geringen Anteil aus. Ausgelöst durch einige Veröffentlichungen über die gesundheitsfördernde Wirkung dieses nichtfermentierten Tees, ist nun auch bei uns eine bemerkenswert erhöhte Nachfrage nach Grüntee zu verzeichnen. So ist aus einem der bekanntesten Gesundheitsmittel der Asiaten ein in Europa und Amerika beliebtes Wellnessgetränk geworden.

Warenkunde Tee

Tee besteht aus den Blattknospen, jungen Blättern und jungen Trieben des bereits vor 2000 Jahren in China kultivierten immergrünen Teestrauches (camellia sinensis). Er wird in

Plantagen oder so genannten Teegärten angebaut. Hochlandtees bringen, wie beim Kaffee, die besten Qualitäten.

Die Beliebtheit des aus den Teeblättern hergestellten Aufgussgetränks beruht auf seinem herben, aromatischen, feinbitteren Geschmack und der anregenden Wirkung. Unfermentierter grüner Tee enthält ebenso Koffein (früher als »Thein« bezeichnet) wie fermentierter schwarzer Tee. Der Koffeingehalt der Teeblätter ist sogar höher als der von Kaffeebohnen. Allerdings wird bei der Zubereitung von Tee mehr Wasser verwendet als beim Kaffee, also ein dünnerer Sud hergestellt.

Der Unterschied zum Kaffee bzw. zum Koffein des Kaffees besteht in der verzögerten Wirkung, da das Koffein im Tee an Gerbstoffe (Tannine) gebunden ist. Je länger man den Tee jedoch ziehen lässt, desto mehr Gerbstoffe werden freigesetzt. Der Tee wirkt dann eher beruhigend, schmeckt aber bitter. Gerbstoffe wirken ebenfalls beruhigend auf Magen und Darm.

Grüner oder schwarzer Tee?

Aus vielen Untersuchungen geht hervor, dass Teetrinker einen generell gesünderen Lebensstil haben. Dass das Teetrinken selbst gut fürs Herz ist, gilt ebenfalls als wissenschaftlich erwiesen.

Genauere Untersuchungen der Inhaltsstoffe des grünen Tees ergaben einen besonders hohen Gehalt an Polyphenolen – ebenjenen sekundären Pflanzenstoffen, die für die gesundheitsfördernden Eigenschaften auch von Kakao und

Rotwein verantwortlich sind. Polyphenole gehören, ebenso wie Beta-Carotin, Vitamin C und E sowie das Spurenelement Selen, zu den Antioxidanzien in unserer Nahrung. Sie schützen vor aggressiven, reaktionsfreudigen Sauerstoffverbindungen, den so genannten freien Radikalen, die den Zellen ernsthaften Schaden zufügen können. Die speziellen Radikalfänger im grünen Tee bezeichnet man als Catechine. Der Gehalt an den besonders wirksamen Catechinen ist im grünen Tee deutlich höher als im Schwarztee-Aufguss.

Neben ihrer antioxidativen und antientzündlichen Wirkung können die Grüntee-Catechine sogar beim Schlankwerden und Schlankbleiben helfen, indem sie Stoffwechselvorgänge zugunsten der Fettverbrennung fördern und den Energieumsatz durch Steigerung der Thermogenese (= Wärmebildung) stimulieren. In jüngster Zeit wird der positive Einfluss von Catechinen auf die Gehirngesundheit und -leistungsfähigkeit untersucht – möglicherweise können sie die Gedächtnisfunktion erhalten helfen, wodurch altersbedingten Gedächtnisstörungen vorgebeugt werden könnte.

Teezubereitung beeinflusst Antioxidanzien

Sowohl grüner als auch schwarzer Tee entfalten ihre gesundheitsfördernde Wirkung im Zusammenhang mit ihrer antioxidativen Kapazität. Dabei ist der Gehalt an Antioxidanzien im grünen Tee vergleichsweise höher als im schwarzen Tee. Im Unterschied zu den Grünteesorten, die bereits bei 70 bis 80 Grad Celsius ein hohes Antioxidanzien-Niveau erreichen, steigt die diesbezügliche Kapazität bei den Schwarztees mit der Aufgusstemperatur an. Sowohl beim grünen als auch schwarzen Tee schneiden die Proben aus Tee von Teebeuteln besser ab als die aus losen Blättern. Grund hierfür ist der Zerkleinerungsgrad des Tees. Der Tee im Beutel ist nahezu pulvrig-fein und bietet somit dem Extraktionsmittel Wasser eine deutlich größere Oberfläche. Im Hinblick auf die Antioxidanzien sind preiswertere Sorten in Teebeuteln vorzuziehen. Beim losen Tee gilt: Lassen Sie den Tee ruhig länger ziehen. Durch Verdopplung der Zeit von drei auf sechs Minuten lässt sich der Antioxidanzien-Gehalt in allen losen Tees steigern.

Relaxen mit der Tee-Aminosäure L-Theanin

Grüner Tee enthält eine spezielle Aminosäure, das L-Theanin. Sie übt einen entspannenden, beruhigenden Effekt auf das Gehirn aus, macht aber nicht benommen. Theanin greift dabei in den Stoffwechsel der Botenstoffe im Gehirn ein, so dass es zusätzlich zu stimmungsaufhellenden Effekten kommt. Darüber hinaus soll Theanin das Gehirn vor degenerativen Veränderungen schützen. Außerdem ruft die Aminosäure leicht blutdrucksenkende Effekte hervor. L-Theanin ist ein weiteres Argument, das für den grünen Tee spricht. Grüntee wird so zum Antistress-Mittel und Wellness- wie Gesundheitsgetränk mit hohem Genusswert.

Entspannen Sie mit grünem Tee.

Auf die Qualität achten

Hochlandtees – beispielsweise Darjeeling- und Assam-Sorten – benötigen weniger Pestizide in der Wachtumsphase. Aber nicht nur durch Pflanzenschutzmittel, auch durch Schwermetalle aus der Ernteregion und durch Schimmelpilzbefall aufgrund schlechter Lagerbedingungen kann Tee stark belastet sein. Gerade beim Tee macht es sich daher bezahlt, wenn auf ökologische Herkunft Wert gelegt wird.

À votre santé: Genuss und Gesundheit kommen sich auch beim Alkohol näher

Dieser Trinkspruch der Franzosen anstelle von »zum Wohl« oder »prosit« bedeutet »auf Ihre Gesundheit«, und das zu Recht. Kein anderes alkoholisches Getränk ist mit der Kulturgeschichte des Menschen so eng verknüpft wie der Wein. Seine entspannende und gesundheitsfördernde Wirkung wird seit dem frühen Altertum auch in der Medizin genutzt: Der Talmud bezeichnet den Wein als die älteste Medizin überhaupt. Auch das älteste Medizindokument der Sumerer erwähnt ihn als wichtiges Heilmittel.

Der Arzt Christoph Wilhelm Hufeland beschreibt in seinem 1797 erschienenen Buch »Die Kunst, das menschliche Leben zu verlängern« Wein als »Würze des Lebens«. Entscheidend dabei ist die Menge. Tatsächlich bestimmt der Trinkende selbst, ob Wein Genussmittel, Nahrungsmittel und Medizin oder aber Gift ist.

Längst ist klar: Regelmäßig lässt sich Alkohol – ganz gleich ob Rot- und Weißwein oder Bier – nur im Sinne des oben genannten Trinkspruchs genießen, wenn man sich nicht betrinkt. Die kardioprotektive Wirkung, also der vorbeugende Schutzeffekt gegenüber koronaren Herzerkrankungen und zur Gesunderhaltung der Blutgefäße, ergibt sich nicht bei exzessiven Trinkgelagen, sondern wenn man die alkoholischen Getränke als Begleiter einer Mahlzeit wählt – also das Glas Bier oder Wein zum Essen oder danach. Dann kommt uns nämlich ein weiterer Vorteil des Alkohols zugute. Alkohol ist bekanntlich ein Lösungsmittel, das die vielgelobten gesundheitsfördernden sekundären Pflanzenstoffe in pflanzlichen Lebensmitteln (auch die phenolischen Schutzstoffe aus den Traubenschalen im Wein) besser oder sogar erst bioverfügbar macht. Genießt man also ein Glas Wein zum mediterranen und gemüsebetonten Essen, so können die gesundheitsfördernden Inhaltsstoffe vom Körper vermutlich vollständiger verwertet werden. Es ist übrigens ein typisches Merkmal der Mittelmeerländerkost: Wein zum Essen und nicht stattdessen!

Die wissenschaftliche Erklärung

Seit 1992 ist bekannt, dass regelmäßiger moderater Genuss von Rotwein zur Mahlzeit wahrscheinlich einen positiven Effekt auf die Gefäßgesundheit hat. Dabei werden mehrere Stoffwechselprozesse, die die Arteriosklerose fördern, unterbunden oder eingeschränkt. Die Rotweinphenole stimulieren die Freisetzung von Stickstoffmonoxid (NO) aus den Endothelzellen (Zellen der Gefäßwände) und Thrombozyten

(Blutplättchen) und hemmen gleichzeitig die Radikalbildung. Stickstoffmonoxid entspannt die Gefäßmuskulatur der Arterien, wodurch der Querschnitt bereits verengter Arterien größer wird. Daraus ergibt sich eine Zunahme des Blutdurchflusses. Diese Wirkung und die Reduzierung freier Radikale liefern die Erklärung dafür, dass moderater Rotweinkonsum protektiv auf kardiovaskuläre Erkrankungen wirkt.

Resveratrol scheint dabei eine besondere Bedeutung zu haben – würde sonst dieses magische Polyphenol aus den Schalen der roten Trauben in der Traditionellen Chinesischen Medizin gegen Arteriosklerose eingesetzt? Nur wenige Pflanzen enthalten diesen zurzeit besonders erforschten Wirkstoff. Neben dem Rotwein sind es interessanterweise die zu den Hülsenfrüchten zählenden Erdnüsse.

Alkohol ist kein »Fettkiller«

Es gibt überzeugende Gründe, den Genuss alkoholischer Getränke während des Abnehmens deutlich einzuschränken: Alkohol hat fast doppelt so viele Kalorien (7 Kilokalorien bzw. 30 Kilojoule) wie Kohlenhydrate (4 Kilokalorien bzw. 17 Kilojoule) und wird ähnlich wie Fett im Körper verbraucht. Wenn Alkohol abgebaut werden muss, wird jedoch der Fettabbau im Körper zurückgestellt. Alkoholische Getränke machen zudem oft Appetit – nicht ohne Grund werden sie gerne als Aperitif vor dem Essen gereicht.

Der verdauungsfördernde Schnaps nach dem Essen ist übrigens kein »Fettkiller«, der Fettkalorien neutralisieren könnte, im Gegenteil: Er hilft nur bei der Fettverdauung und unterstützt die fettspaltenden Verdauungsenzyme bei ihrer Arbeit. Der Körper kann das Nahrungsfett hierdurch erst richtig nutzen, sei es zur Energiegewinnung oder zur Anlage von Fettdepots als Energiespeicher. Was als Erleichterung nach einer »schweren« Kost empfunden wird, ist lediglich auf die bessere Bekömmlichkeit fettreicher Speisen zurückzuführen, weil Alkohol die »Aufräumarbeit« im Darm verbessert. Fazit: Fett mit Alkohol zu »bekämpfen« hilft beim Abnehmen kein bisschen.

Während der Abnehmphase sollte man also den Genuss von alkoholischen Getränken unbedingt einschränken: Nicht mehr als ein Glas trockenen Wein oder noch besser eine Weinschorle zum Essen, möglichst nicht häufiger als ein- bis zweimal pro Woche.

Ein Tipp für den nächsten Aperitif: Tomatensaft oder Gemüsecocktail. Das sättigt schon vor dem eigentlichen Mahl, ist mineralstoffreich und wirkt fast wie eine kleine Vorspeise.

Das zuträgliche Maß

Auch in einem Genussratgeber darf nicht ausgeblendet werden, dass Alkohol das in Deutschland am weitesten verbreitete Suchtmittel ist. Deutschland steht (Stand 2010) auf dem 5. Platz der Nationen mit höchstem Alkoholkonsum. Besonders alarmierend ist die hohe Rate Jugendlicher, die sich hemmungslos betrinken. Wir trinken eindeutig zu viel und falsch. Mit Genießen hat das meist nichts mehr zu tun. Und auch Genussfähigkeit hat ja nicht zuletzt in erheblichem Maß mit Gesundbleiben zu tun. Deshalb muss mit aller Deutlichkeit vor den Folgen eines permanent zu hohen Alkoholkonsums gewarnt werden. Zu den häufigsten durch Alkoholkonsum hervorgerufenen Leiden zählen Schäden am Herzmuskel und an der Bauchspeicheldrüse sowie Lebererkrankungen. Bluthochdruck wird begünstigt. Außerdem erhöht Alkohol das Risiko für die Entstehung von Mundhöhlen-, Rachen-, Speiseröhren-, Brust- und Dickdarmkrebs. Alkohol beeinträchtigt das Reaktionsvermögen und hat ein erhebliches Suchtpotential. Während der Schwangerschaft und Stillzeit sollte ganz auf Alkohol verzichtet werden. Unbestritten ist, dass die Schäden, die durch Alkoholabhängigkeit und -missbrauch entstehen, nicht verharmlost werden dürfen.

Da Menschen sich in ihrem Stoffwechsel – auch genetisch bedingt – und ihrer Suchtgefährdung erheblich unterscheiden, sind pauschale Trink- oder Abstinenzempfehlungen ungeeignet. Selbstverständlich entscheiden bei dem, was man sich genehmigt, individuelle Faktoren wie Qualität der Ernährung, Maß und Regelmäßigkeit der Bewegung, Nikotinkonsum und Medikamenteneinnahme sowie soziale Begleitumstände mit, ob es dem einen nützt oder dem anderen schadet. Die Dosis, die jeder Mensch an Alkohol verträgt, ist individuell unterschiedlich.

Um die Gesundheitsvorteile, also den Schutzeffekt für Herz und Kreislauf, für sich zu nutzen, werden zurzeit für Frauen 10 g/Tag und für Männer 20 g/Tag Alkohol empfohlen. Dabei darf die Angabe g/Tag nicht als Empfehlung verstanden werden, täglich Alkohol zu trinken. 20 g Alkohol entsprechen etwa ½ Liter Bier oder ¼ l Wein.

Trotz der teilweisen Kehrtwendung bei der gesundheitlichen Bewertung von Alkohol gilt nach wie vor: »Man kann, muss (ihn) aber nicht trinken!« Als Genusstrinker sollten Sie Ihren Alkoholkonsum als Begleiter zum Abendessen genießen oder auf das Glas danach beschränken. Trinken Sie stets reichlich (Mineral-)Wasser, und überlegen Sie sich auch, zu welchem Anlass und in welcher Stimmung Sie trinken. Bleiben Sie immer mal wieder ein paar Tage abstinent. Genusstrinker setzen auf Qualität und auf Premiumprodukte, die zu teuer sind, um sie in großen Mengen einfach wegzutrinken. Trinken Sie in diesem Sinne weniger, und genießen Sie bewusster.

Auch diese Beschränkung auf das Besondere und nicht die alltägliche, zur Routine gewordene Gewohnheit macht wahres Genießenkönnen aus und zeigt, dass Sie das richtige Maß nicht verloren haben. Den moderaten Genusstrinker darf man durchaus in seinem Verhalten bestätigen.

Weiter auf Genusskurs

Das Beispiel Alkohol zeigt, wie schmal der Grat zwischen gesundem, maßvollem Genuss und einem gesundheitsabträglichen Zuviel sein kann. Extreme sind auch im Bereich Genießen nicht gesund. Essen und Trinken machen nicht grenzenlos glücklich. Die wissenschaftliche Erforschung der Hunger-Sättigungs-Regulation und Appetitsteuerung zeigt, dass der Mensch entwicklungsgeschichtlich schlechter mit dem Überfluss als dem Mangel umgehen kann. So sind die Stoffwechselmechanismen, die Hunger anzeigen, und die Fähigkeit, Energie effizient für Notzeiten und Hungerperioden in Form des Fettgewebes bevorraten zu können, besonders gut angelegt. Dieses Stoffwechselerbe gereicht uns im Überfluss allerdings zum Nachteil. Nahrung aber ernährt und formt nicht nur unseren Körper, sondern steuert auch unser Verhalten. Sowohl zu viel Zucker als auch zu viel Fett können das empfindliche biochemische Gleichgewicht im Gehirnstoffwechsel sowie seiner Hormone und Botenstoffe aus dem Gleichgewicht bringen.

Überfluss schadet, weil wir schlecht damit umgehen (können).

Kann Essen süchtig machen?

Hoher Zucker- und Fettkonsum und überhaupt extrem viel Nahrungskalorien in Form von XXL-Portionen Fast Food oder Chips können neurochemisch ähnlich wie Drogen zu einem Suchtverhalten führen. In diesem Fall werden abnormale Wünsche nach natürlichen Stoffen – wie hier dem Essen – entwickelt. Dabei verändert sich die Zahl sogenannter Dopamin- und Opioid-Rezeptoren im Gehirn. Im Tierversuch konnte bereits gezeigt werden, dass der Konsum entsprechender Nahrungsmittel und Mengen das Belohnungszentrum im Gehirn aktiviert. Doch je mehr man konsumiert, desto mehr Nachschub verlangt das Gehirn, um das gleiche Glücksgefühl wie beim vorangegangenen Mal zu erzeugen.

Wenn beim Tierversuch die Gehirnzentren für Wohlbefinden mit dem schmackhaften Essen überreizt werden, passt sich das System also offensichtlich an und schraubt seine Aktivität zurück. Vergleichbar mit einer Drogensucht giert das Gehirn beständig nach mehr, um nicht in den Zustand negativen Befindens zu fallen. Diese Gier, das so genannte Craving, gilt als Kennzeichen einer Sucht.

Zucker und Süßes als Trostmittel seien demzufolge eine Illusion, denn bei zu hoher Aufnahme drohen eher Heißhunger und »Entzugserscheinungen«.

In diesem Zusammenhang taucht auch der Begriff »Comfort Food« auf – also Nahrung, die Körper und Seele hilft, wenn beide leiden. Was für einen Menschen Trostessen sein kann oder nicht, ist dabei ganz unterschiedlich und hängt von Alter und Geschlecht, Sozialisation, Erfahrungen und Lebenssituation des Essers ab. Fettig-süßes Junkfood wird allerdings oft bevorzugt. Auch der Begriff »Zuckerjunkie« taucht in so mancher Selbstzuschreibung auf, wobei wir wieder beim Thema wären: »Macht Zucker süchtig?«

Die vom Tiermodell abgeleiteten, oben beschriebenen Hypothesen lassen sich laut Prof. David Benton von der Swansea University Wales, Großbritannien, jedoch nicht einfach auf den Menschen übertragen. Im wissenschaftlichen Informationsdienst »LCI Moderne Ernährung Heute« Nr. 3, 2010 kommt er zu dieser Schlussfolgerung:

»Ergebnisse aus Tierversuchen haben zu der Annahme geführt, dass eine stark zuckerhaltige Kost ähnliche Veränderungen im Gehirn bewirken kann wie eine Drogensucht. Teilweise wurde direkt von den Tierstudien auf den Menschen geschlossen. Tierversuche können aber allenfalls als Grundlage für die Formulierung von Hypothesen dienen, die dann durch Erkenntnisse aus Humanstudien genau untersucht werden müssen. Schließlich sind beim Menschen zusätzliche, vielschichtigere Aspekte wie kulturelle, soziale, psychologische und biologische Unterschiede zu berücksichtigen.« Die Überlegungen gehen aber längst weiter. Zuviel Bauchspeck soll nach neuen Studien auch das Gehirn schädigen. Der Einfluss von Überessen und Übergewicht bezieht sich nicht nur auf mögliche Veränderungen von bestimmten Belohnungs- und Appetitbereichen im Gehirn. Eine Ernährung mit viel Zucker und gesättigten Fettsäuren soll auch mit kognitiven Einschränkungen verbunden sein. Im Tierversuch kommt es durch solche Nahrung zu Entzündungserscheinungen, die neben der Fehlregulation des Appetitverhaltens auch zu einer Fehlregulation des Erinnerns führen können. Die Neurologin Prof. Agnes Flöel von der Berliner Charite hat (Regina Naumann zufolge in ihrem Artikel »Fett gegessen, dumm gelaufen« im Hamburger Abendblatt vom 19.01.2011) jedenfalls gute Erfahrungen mit der Verbesserung der Lernleistung in einer Gewichtsreduktionsgruppe gemacht. Flöel: »Wenn man abnimmt, wird das Gedächtnis besser.«

Die »Heißhunger durch Süßstoff«-Theorie scheint in der Zwischenzeit widerlegt. Seit Jahren hält sich hartnäckig die Ansicht, dass allein der süße Geschmack die Insulinausschüttung anrege und so über die Senkung des Blutzuckerspiegels hungrig mache. Eine derartige physiologische oder gar pharmakologische Wirkung, die appetitsteigernd und damit letztendlich übergewichtsverursachend sei, ist für Süßstoffe bei Menschen nicht begründet.

Allerdings möchte ich den Expertenstreit zu dieser Frage mit der Erinnerung an das sinnvolle Geschmackstraining auch beim Thema »Süßes« beenden. Es empfiehlt sich, den Süßgeschmack zu trainieren, so dass man allmählich weniger Zuckersüßes und Süßstoff als »süß genug« empfindet. Dies gilt selbstverständlich auch für Honig und alle Zuckeraustauschstoffe. Durch ihre hohe Süßkraft können Süßstoffe bei allzu großzügiger Verwendung die Süßempfindung desensibilisieren, so dass man schließlich seine hohe Geschmacksschwelle für Süßes beibehält oder sogar erhöht. Eine in diesem Zusammenhang kritische Lebensmittelgruppe sind vor allem (zucker-)süße Erfrischungsgetränke. Anstelle von Zucker lieber Süßstoff verwenden – in jedem Fall aber weniger süß ist hier die richtige Entscheidung.

Genießen – in schwierigen Zeiten (un-)möglich

Die Bedingungen für differenzierten, ausgewogenen Genuss sind, was das Lebensmittelangebot betrifft, besser denn je zuvor. Allerdings ist der Traum vom Schlaraffenland für den bewegungsarmen Hirn-Sitzmenschen längst zum Kalorienalptraum geworden. Die meisten sind heute gut (leider aber zum Teil sehr widersprüchlich) über gesunde Ernährung informiert. Diese Informiertheit spiegelt sich leider nicht im Essverhalten wider, denn die Deutschen ernähren sich immer noch ungesünder, als sie es eigentlich wollen. »Der Geist ist willig, aber das Fleisch ist schwach.« Als Gründe dafür werden häufig die Bedingungen der Arbeitswelt, der Zeitdruck und ein unregelmäßiger Tagesablauf verantwortlich gemacht. So glauben über die Hälfte der Befragten, dass nur am Wochenende genügend Zeit für richtige Ernährung vorhanden sei (Quelle: WELT AM SONNTAG Nr. 26, 2010; IFD-Allensbach, Nestlé).

Ein Grund mehr, sich der besonderen Verantwortung auch von Schulverpflegung und Kantinenessen bewusst zu werden. Beide haben mit Vorurteilen und Ablehnung zu kämpfen. Schulverpflegung gilt als »uncool«, und Betriebskantinen standen jahrelang für lieblose Massenabfertigung. Statt die Mitarbeiter leistungsfähig aus der Mittagspause an den Arbeitsplatz zu entlassen, folgte auf kalorienschwere Kantinenkost oft die gefürchtete Fressnarkose. Bei der Schulverpflegung ist wohl noch etwas Überzeugungsarbeit nötig, was die Lust der Schüler auf Gemüsevielfalt, differenzierte Geschmacksbildung oder praktisches Lebensmittelwissen betrifft. Dazu kann neben dem Ernährungsunterricht und entsprechenden Projekten (vgl. Seite 165) vor allem auch das Essensangebot in der Schulmensa beitragen.

Wie wichtig das ist, zeigt ein Beispiel, das in der WELT AM SONNTAG (27. Juni 2010) veröffentlicht wurde und deutlich macht, wie schnell Ernährungstrends sich verbreiten. So wurde ein ursprünglich in einigen Imbissbuden in Schottland angebotener tiefgefrorener Schokoriegel, der in Ausbackteig gehüllt und kurz in siedendem Öl frittiert wird, schon bald weit über die Grenzen Großbritanniens hinaus zum Kultgericht vor allem bei Kindern und Jugendlichen.

Schulverpflegung und Betriebskantinen dürfen kein Belastungsprogramm sein.

Besserung in Sicht?

Gesundheit hat wohl für fast alle von uns höchste Priorität. Der Wertewandel unserer Zeit hat jedoch zu einer neuen inhaltlichen Definition des Begriffs »Gesundheit« geführt. Mehr und mehr wird sie als Gesamtbefindlichkeit gesehen und angestrebt. Sich wohlfühlen ist das Ziel – körperlich und mental. In ihrer Bedeutung für die Gesundheit steht die Ernährung weit oben, gleich nach glücklichem Familienleben und richtiger Lebenseinstellung. Der Verbraucher will alles, Gesundheit, Genuss und Convenience – und das möglichst gleichzeitig. Dabei ist es sehr wichtig, dass die gesunden Lebensmittel in jedem Supermarkt erhältlich sind und dass man sie auch erkennt.

Eine aktuelle Umfrage (zitiert in WELT AM SONNTAG Nr. 26, 2010) zeigt, worauf die Deutschen beim Einkaufen achten: 69 Prozent kaufen dort ein, wo das Preis-Leistungs-Verhältnis stimmt, 66 Prozent achten auf Sauberkeit und Ordnung im Geschäft, für 58 Prozent sind Nähe und Erreichbarkeit wichtig, während 57 Prozent Geschäfte bevorzugen, die viele frische Produkte anbieten.

Bereits die in der ersten Auflage dieses Buches zitierte Studie »Gesund essen – gesund leben«, Ernährung in Deutschland, die das Institut für Demoskopie Allensbach im Auftrag der Nestlé AG Deutschland durchgeführt hat, zeigte: Die meisten verbinden mit gesundem Essen den Verzehr von viel

Frischem, insbesondere von frischem Gemüse, Obst, Rohkost, Salaten und allem, was reich an natürlichen Vitaminen ist. Abwechslungsreich essen, aber auch viel trinken, wurde als sehr wichtig genannt. Aber es muss nicht nur gesund, sondern auch schmackhaft sein. Mehr als die Hälfte der Deutschen sieht jedoch kein Problem darin, beide Komponenten miteinander zu verbinden. Essen soll Lebensfreude sein und nicht Zwang. Geschmack, Abwechslung und Wohlfühlen, das sind die drei wichtigsten Punkte für gesunde und persönlich zufriedenstellende Ernährung. Außerdem gewinnt die soziale Komponente des Essens eine immer größere Bedeutung. Kulinarische Freuden als soziales Erlebnis, spontane Einladungen im Freundeskreis und gemeinschaftliches Kochen sind die neuen Formen von Freizeit und Geselligkeit.

Genuss und Gesundheit fangen beim Lebensmitteleinkauf an.

Schlussbemerkung

Erfreuliches Fazit: Gesundheit ist geknüpft an Lebensqualität und an Lebensfreude. Gesunde Ernährung ist ein wichtiger Schlüssel dafür. Sie ist jedoch keinesfalls gleichzusetzen mit Askese, starren Programmen und Verzicht, sondern mit Genuss, Convenience, Abwechslung und Kreativität.

Und vergessen Sie nicht: Ohne die Lust beim Essen würden wir uns nur sehr einseitig ernähren. Wer so richtig genießen kann, hat allein schon damit etwas für seine Gesundheit getan. Erspüren Sie, was Ihnen guttut und was Ihnen schadet. Nutzen Sie Ihre Sinnesorgane, um Ihre persönliche Wohlfühlernährung herauszufinden.

Schließlich sollten Sie sich bei der Umsetzung guter Vorsätze für eine gesündere Lebensweise von der Lebenseinstellung des argentinischen Dichters Jorge Luis Borges leiten lassen. Auf die Frage, was er im nächsten Leben anders machen würde, antwortete er im hohen Alter:

»Ich würde nicht mehr so perfekt sein wollen,
ich würde mich mehr entspannen,
ich wäre ein bisschen verrückter, als ich es gewesen bin,

ich würde viel weniger Dinge so ernst nehmen,
ich würde mehr riskieren.«

Ich wünsche Ihnen in diesem Sinne stets guten Appetit und vor allem Mut zum Genuss, denn gutes Essen ist die beste Medizin!

Prof. Dr. troph. Michael Hamm

Literatur

Diese Aufsätze und Bücher haben mich neben den bereits im Text erwähnten Veröffentlichungen informiert und angeregt.

Arens-Azevedo, U. und Hamm, M.: Fast Food – Slow Food. Plädoyer für eine neue Esskultur. Rowohlt Verlag, Reinbek bei Hamburg 1992

Auswertungs- und Informationsdienst für Ernährung, Landwirtschaft und Forsten (aid) e. V. (Hrsg.): Tipps zum Lebensmitteleinkauf, Heft 1330, Bonn 1999

–, aid Special Essen & Psyche Nr. 3713/2000

–, aid-Forum: Ernährung und Psyche – Essen zwischen Kopf und Bauch, Bonn 26.09.2000

Bärlösius, E.: Soziologie des Essens. Juventa Verlag, Weinheim 1999

Benton, D.: The plausibility of sugar addiction and its role in obesity and eating disorders. Clinical nutrition 29: 288–303, 2010

Berg, A., Tietze, W.: Wegweisendes Projekt »gesunde kitas – starke kinder«. Moderne Ernährung Heute Nr. 3/2009

Bergler, R., Hoff, T.: Genuss und Gesundheit. Kölner Universitas Verlag, Köln 2002

Besser, K.: Die hohe Schule des Genießens. Ullstein Verlag, Frankfurt 1986

Brigitte (Zeitschrift): Dossier Lust auf Genuss! So macht essen endlich wieder Spaß, Nr. 19/2000

Brillat-Savarin, J. A.: Physiologie des Geschmacks. Insel-Verlag, Frankfurt 1979

Büttner, A.: Die Welt des Lebensmittelgenusses. Moderne Ernährung Heute Nr. 4/2010

Busse, T.: Gut Brot will Weile haben. In: MAHLZEIT, Sonderbeilage Zeitwissen Mai 2010

Derndorfer, E.: Tagungsbericht VEÖ-Tagung »Wenn der Bauch beim Essen denkt«, 14./15.05.2009 Wien. Mitteilungen des Internationalen Arbeitskreises für Kulturforschung des Essens. Dr. Rainer Wild-Stiftung Heft 17, 2009

Deutsche Gesellschaft für Ernährung e. V.: DGE info 3, 8, 12/2000 und 1/2001 und DGE-special 4/2000 und 3/2001 sowie DGE-aktuell 08/2003; 01/2009; 03/2009; 02/2010 und 06/2010

Elias, N.: Über den Prozess der Zivilisation. Suhrkamp Verlag, Frankfurt 1977

Ellrott, T.: Essen will gelernt sein. Moderne Ernährung Heute Nr. 2/2010

Ellrott, T.: Ernährungsberatung und Ernährungsaufklärung – Limitationen und Chancen. Niedersächsisches Ärzteblatt 5/2010

Ellrott, T. und B.: Fettfalle Supermarkt. Umschau/Braus Verlag, Frankfurt 2001

Elmadfa, I.; Leitzmann, C.: Ernährung des Menschen. Verlag Eugen Ulmer, Stuttgart 2004

Fehrs, I.: Kann denn Essen Sünde sein? In: Fit for Fun (Zeitschrift) 9/2000

Focus Online Gesundheit: Ernährung: Zucker macht süchtig, abgerufen am 24.06.2010

Förster, H.: Grundlagen von Ernährung und Diätetik. Govi Verlag, Frankfurt 1978

Food Today (European Food Information Council Newsletter) Nr. 21, 23 u. 24/2000

Glatzel, H.: Verhaltensphysiologie in der Ernährung. Urban & Schwarzenberg, München 1973

Gniech, G.: Essen und Psyche. Springer Verlag, Berlin 1995

Habermas, T.: Heißhunger. Fischer Verlag, Frankfurt 1990

Hamm, M.: Euro-Asiatische Küche. Hädecke Verlag, Weil der Stadt 1990

– et al.: Brainfood. 100 kulinarische Highlights für Körper, Geist und Seele. Schlütersche Verlagsgesellschaft, Hannover 2007

– et al.: Omega-3-aktiv. Gesundheit aus dem Meer. Schlütersche Verlagsgesellschaft, Hannover 2008

– Food Medizin. Knaur, München, TRIAS, Stuttgart 2006

– et al.: Vegamin-Power. Schlütersche Verlagsgesellschaft, Hannover 2007

– Sam, A.: 24-Stunden-Diät. E-Book (www.24-Stunden-diaet.de)

Hartmann, A.: Zungenglück und Gaumenqualen. Geschmackserinnerungen. Beck Verlag, München 1994

v. Hirschhausen, E.: Geheimes Diätgesetz. In: Stern (Zeitschrift) »Gesund Leben« Nr. 2/2010

Huether, G. et al.: Essen, Serotonin und Psyche. Deutsches Ärzteblatt 95, Heft 9, A-477 - A-479

Iglo-Forum (Hrsg.): Genussvoll Essen, Bewusst Ernähren - Gemeinsamkeiten und Unterschiede am neuen deutschen Tisch. Hamburg 1991

Iglo-Forum (Hrsg.): Kochen in Deutschland. Hamburg 1995

Kaiser, T.: Der Geist ist willig, aber ... In: Welt am Sonntag v. 27.06.2010

Kasper, H.: Ernährungsmedizin und Diätetik. Urban & Schwarzenberg, München 2009

Kishon, E.: Essen ist meine Lieblingsspeise. Langen-Müller Verlag, München 1992

Klotter, C.: Genuss in schwierigen Zeiten. Vortrag anlässlich BDSI-Satelittensymposium während des DGE-Kongresses März 2010

Kluthe, R. und Kasper, H. (Hrsg.): Alkoholische Getränke und Ernährungsmedizin. Thieme Verlag, Stuttgart 1998

König, J.; Gruber, M.: Erstes Österreichisches Genussbarometer. In: Symposium »Kulinarische Intelligenz - Genuss ist Lebensqualität«. Forum ernährung heute, Wien 04.05.2010

Larsen, T. N. et al.: Diets with High and Low Protein Content and Glycenic Index for Weight Loss Maintainance. N. Engl. G. Med (2010) 363: 1205–1233.

Linnarts, M.: Üppig ist das neue Schlankheitsideal. Myself (Zeitschrift) Juni 2010

Logue, A W.: Die Psychologie des Essens und Trinkens. Spektrum Akademischer Verlag, Heidelberg 1998

Lohmann, K. und Renken, I.: Untersuchung zum Zusammenhang zwischen Schokoladenabhängigkeit, Gefühlslage und täglicher Nahrungsaufnahme bei Frauen. Diplomarbeit Fachhochschule Hamburg, Fachbereich Ökotrophologie 2000

Luczak, H.: Das »zweite Gehirn«. Signale aus dem Reich der Mitte. In: GEO (Zeitschrift) Nr. 11/2000

Lutz, R.: Wer genießen will, muss sich dessen bewusst sein. Der Unterschied zwischen Konsum und Genuss. Moderne Ernährung Heute. Köln Nr. 3, Oktober 2002

Lutz, R.: Die Bedeutung des Genießens in der Gesundheitsförderung. In: Symposium Forum ernährung heute, Wien 04.05.2010

Macht, M.: Die Gefühle und das Essverhalten. Moderne Ernährung Heute Nr. 4, Dezember 2005

Matissek, R. (Hrsg.): Moderne Ernährung Heute. Bundesverband der Deutschen Süßwarenindustrie. Köln 1999 bis 2010

Pearson, L. und L.: Psycho-Diät. Hoffmann und Campe Verlag, Hamburg 1975

Platt, T. (Hrsg.): Genussbarometer Deutschland. Wie wir zu leben verstehen. Links Verlag, Berlin 2004 – Rezension Stumpfe, K.-D., socialnet GmbH Bonn, 2007

Pollmer, U. und Warmuth, S.: Lexikon der populären Ernährungsirrtümer. Eichborn Verlag, Frankfurt 2000

Pudel, V. und Westenhöfer, J.: Ernährungspsychologie. Hogrefe Verlag, Göttingen 1998 (2. Auflage)

Roming, A.: Das Geheimnis schlanker Menschen. In: Psychologie Heute (Zeitschrift), August 1999, S. 21–31

Rozin, P. et al.: Chocolate craving and liking. In: Appetite (1991) 3, S. 199–212

Rüther, M.: Das kurze Glück des rauschhaften Essers. Welt am Sonntag Nr. 40/2010

Rumohr, v. K. F.: Vom Geist der Kochkunst. Borowsky Verlag, Frankfurt 1978

Schönberger, G.: Essen und Lebensqualität. In: Ernährungsumschau 46/1999, S. 8

Schwarz, A. und Schweppe, R.: Von der Heilkraft der Schokolade. Genießen ist gesund. Erd Verlag, München 1997

Setzwein, M.: Ernährung - Körper - Geschlecht. Verlag für Sozialwissenschaften, Wiesbaden 2004

Sies, H.: Flavonoide in Kakao und Schokolade. Schutz vor kardiovaskulären Erkrankungen. Moderne Ernährung heute Nr. 2, Oktober 2006

Slow Food (Zeitschrift der Slow-Food-Bewegung in Deutschland) Nr. 3 u. 4/2000

Spiegel (Magazin): Generation XXL, Nr. 52/2000

Spiekermann, U.: Verlust der Sinne? Riechen und Schmecken im Wandel. In: Internationaler Arbeitskreis für Kulturforschung des Essens, Heft 7, 2000, S. 38 u. 39

Suzuki, A. et al.: Integration of orosensory and postingestive stimuli for the control of excessive fat intake in mice. Nutrition 19, S. 36–40 (2003)

Swift, R.: Wie Sie absolut einzigartig umwerfend schön sein können. Knaur Verlag, München 2001

Teuteberg, H. J.: Der Essgeschmack als Brücke zwischen Natur und Kultur. In: Das Geheimnis des Geschmacks (Hrsg. Hauer, T.). Anabas Verlag, Frankfurt 2005

Uecker, W.: Brevier der Genüsse. Droemer Knaur Verlag, München 1986

Vollmer, G. et al.: Lebensmittelführer. Thieme Verlag, Stuttgart 1990

Wagner, C.: Genuss zwischen Mode und Tradition. http://speising.net/upload/Genuss.pdf#search=%22genuss%20begriff%22, gefunden auf http://de.wikipedia.org/wiki/Genuss

Weber, M.; Küllenberg, B.: Die typgerechte Ernährung. Südwest Verlag, München 1996

Westenhöfer, J.: Gezügeltes Essen und Störbarkeit des Essverhaltens. Hogrefe Verlag, Göttingen 1992 (2. Auflage)

Worm, N.: Diätlos glücklich. Hallwag Verlag Bern, Stuttgart 1998

Zischka, U. et al. (Hrsg.): Die anständige Lust – von Esskultur und Tafelsitten. Spangenberg Verlag, München 1993.

Register